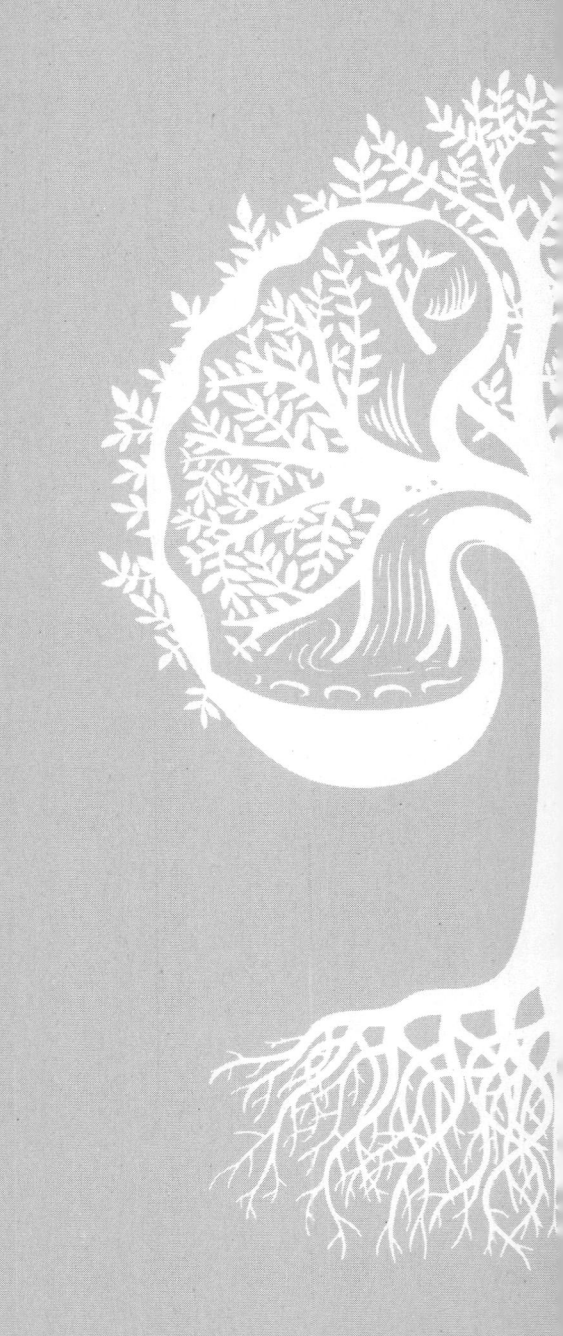

Borja Quiroga

El reto es *no* envejecer

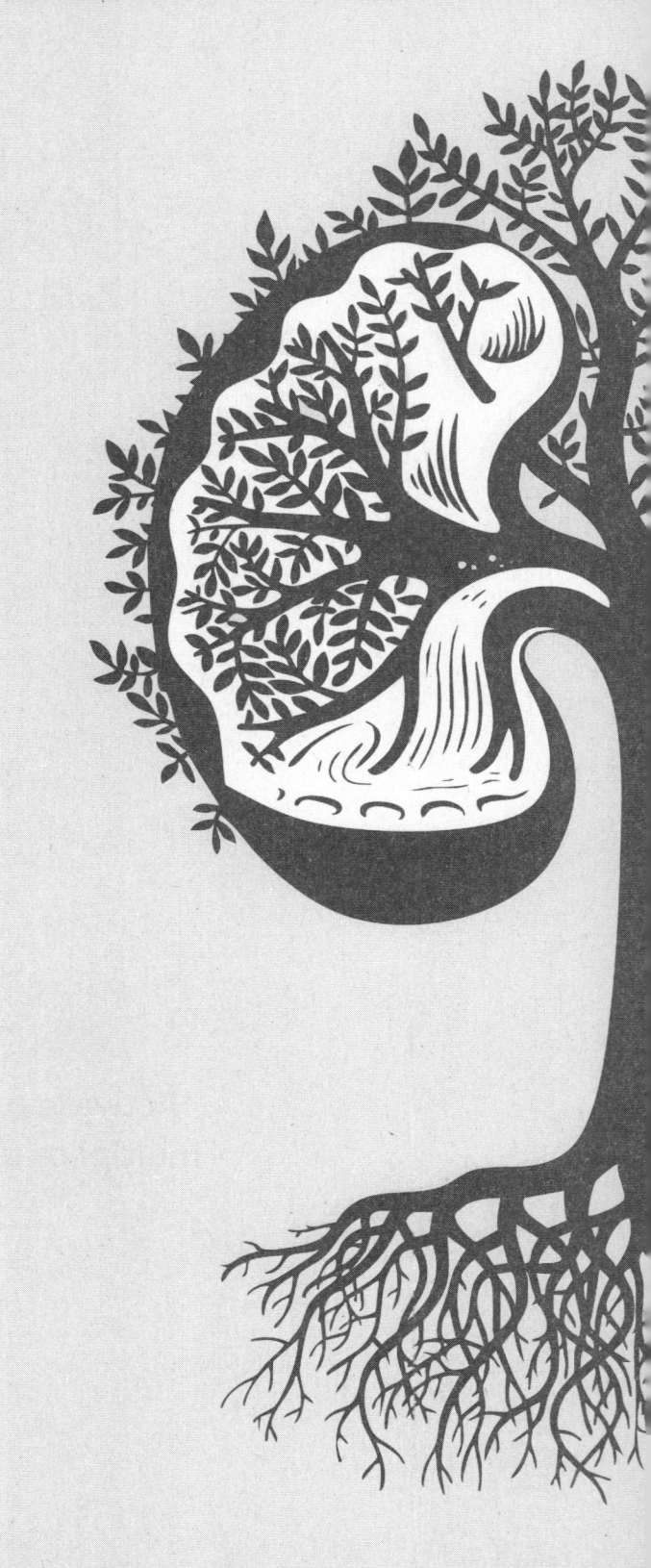

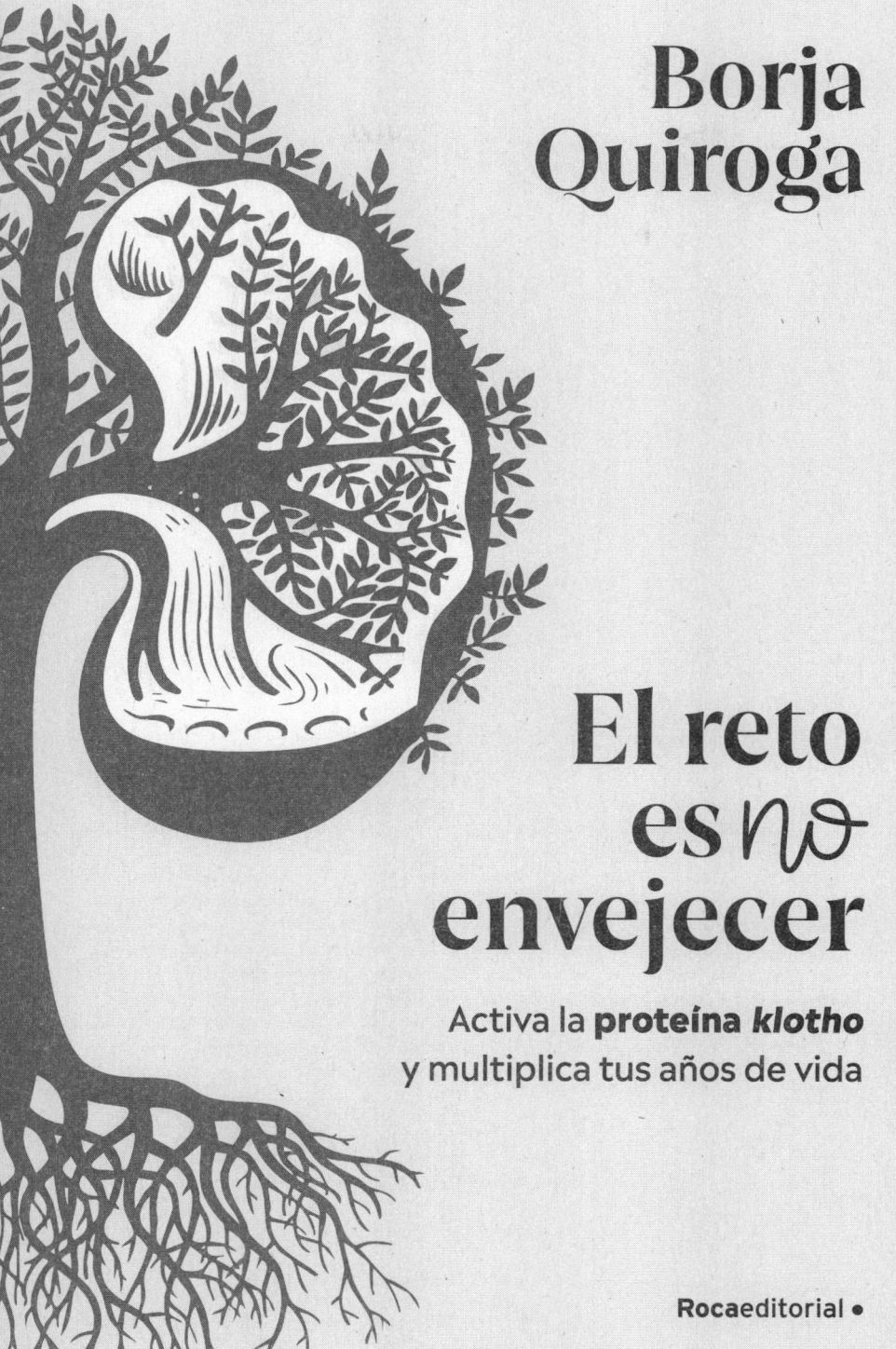

Borja Quiroga

El reto es *no* envejecer

Activa la **proteína *klotho***
y multiplica tus años de vida

Rocaeditorial •

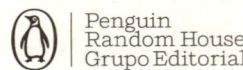
Penguin
Random House
Grupo Editorial

Primera edición: enero de 2026

© 2026, Borja Quiroga
© 2026, Roca Editorial de Libros, S. L. U.
Travessera de Gràcia, 47-49. 08021 Barcelona
© 2026, Ramon Lanza, por las ilustraciones

Printed in Spain – Impreso en España

ISBN: 979-13-87629-34-2
Depósito legal: B-19.718-2025

Compuesto en Grafime, S. L.

Impreso en Unigraf
Móstoles (Madrid)

RE29342

A Martín y a Carlota,
para que disfruten de toda la vida
que tienen por delante

ÍNDICE

INTRODUCCIÓN

Nunca pensé que me fuera a morir

Este fue mi primer pensamiento tras perder los 21 gramos que, se supone, pesa el alma, y que solo se desvincula del cuerpo cuando el corazón deja de latir. Dejar la vida humana tal y como la conocemos no formaba parte de mis planes, y supongo que por eso me pasé toda mi existencia sin tener en cuenta que había algunas acciones que me podían haber conducido, de una u otra manera, a la inmortalidad.

O al menos, a no haber muerto sin haber alcanzado apenas los cuarenta años.

Desde el primer minuto en el que contactamos con el mundo exterior, respiramos aire del ambiente y comenzamos a llorar desgarradoramente porque echamos de menos el vientre materno, empezamos a sufrir las consecuencias de **una enfermedad, genética e inexorable:**

el envejecimiento. Sin embargo, como a los padres les pasa con un hijo al que observan —embobados— continuamente, incapaces de detectar cómo va atravesando etapas físicas y mentales, **la pérdida de funcionalidad de nuestros cuerpos pasa desapercibida para nosotros mismos.**

> *La búsqueda de la inmortalidad, entendida como la prolongación de vida a cualquier coste, ha sido el objeto de atención y estudio por parte de numerosas culturas.*

Esta búsqueda está casi siempre vinculada de una forma u otra a la exploración de la idea de la divinidad. Sin embargo, yo no soy creyente. Tampoco ateo, como diría Camus.

Por el contrario, el envejecimiento y la ancianidad han ido virando en las diferentes culturas: desde ser consideradas como una preciada virtud hasta convertirse, hoy por hoy, en una auténtica debilidad o, sencillamente, en algo que incluso molesta.

Nos encontramos en el momento histórico con más ancianos desprotegidos, familiarmente repudiados y dependientes de un Estado con dificultades económicas para sostenerlos. El ritmo de vida y la productividad exacerbada con los que vivimos ha condicionado que nuestros mayores hayan perdido la protección de sus seres queridos y precisen de recursos para su cuidado. **Hemos cambiado el pivote de nuestras vidas desde lo familiar, de principios del siglo xx, a lo laboral, del siglo xxi.**

Una cosa está clara: en el siglo xxi envejecemos más tarde que nunca. Sin embargo, tengo dudas de que nuestra calidad de vida se conserve.

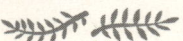

*¿Merece la pena nuestra longevidad
si es tan incapacitante
como vemos en algunos casos?
¿Podemos frenar la pérdida de funcionalidad
de nuestros órganos para alargar
la vida de forma saludable?*

Por suerte, desde el otro lado, he sido capaz de hacer un revisionismo crítico de mi propia existencia y la cotidianidad que nos rodea para mostrar, basándome en la evidencia científica más consistente, las medidas reales que cualquiera puede adoptar y que se han asociado a un retraso en el envejecimiento orgánico.

EL ENVEJECIMIENTO EN LA HUMANIDAD

PREHISTORIA

Llegar a los 30 años era fruto de la divinidad o de la chamanería. Aquellos que lo conseguían ocupaban puestos privilegiados en la sociedad.

EGIPCIOS

Primeros textos en los que se hace referencia a la vejez como un proceso negativo, aunque persiste la relación con la sabiduría.

GRIEGOS

La vejez y la muerte son castigos de la vida, aunque los ancianos eran respetados e incluso participaban en algunas instituciones. Diferencias entre las escuelas de Platón y Aristóteles.

ROMA

Los ancianos gozaban de autoridad familiar y frente a los esclavos. Su poder se va diluyendo a partir del siglo I aunque algunos emperadores sobrepasan los 60 años.

EDAD MEDIA

En una época caracterizada por la fuerza, la vejez se considera una debilidad y los ancianos son apartados de la sociedad.

MUNDO MODERNO

El mundo se recupera de la peste y la juventud aflora de nuevo. Los ancianos pasan a ser prescindibles puesto que la aparición de la imprenta desprestigia la tradición oral. Aparece la jubilación.

MUNDO CONTEMPORÁNEO

Aumenta la esperanza de vida por los avances científicos, con consumo de recursos y empobrecimiento del estado de bienestar. Disminución de la natalidad y necesidad de apoyo social al anciano desprotegido.

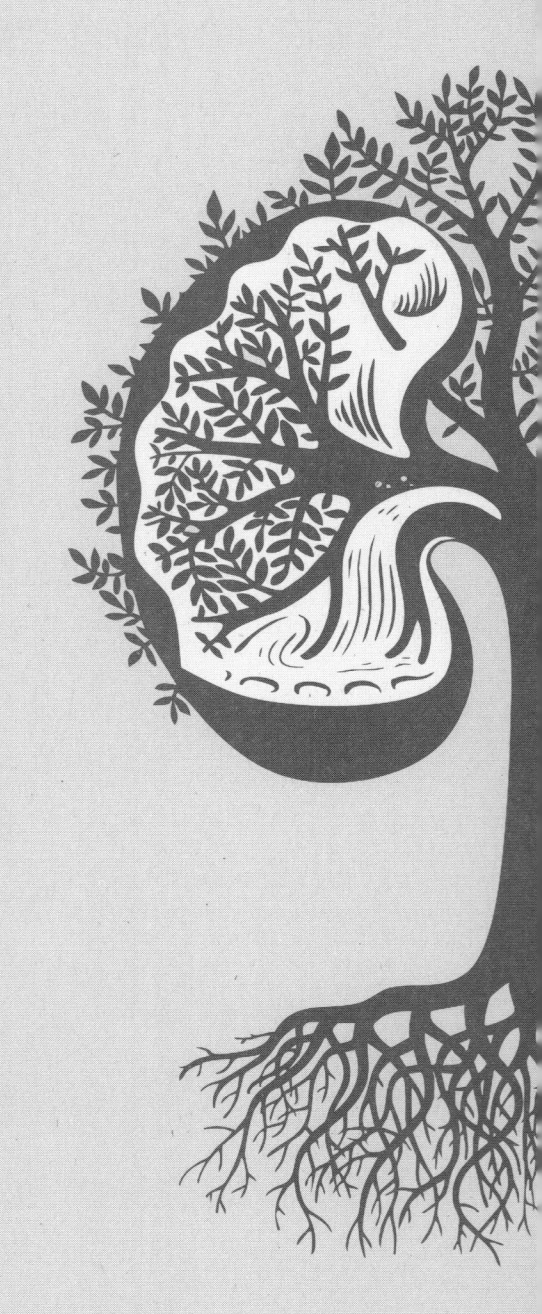

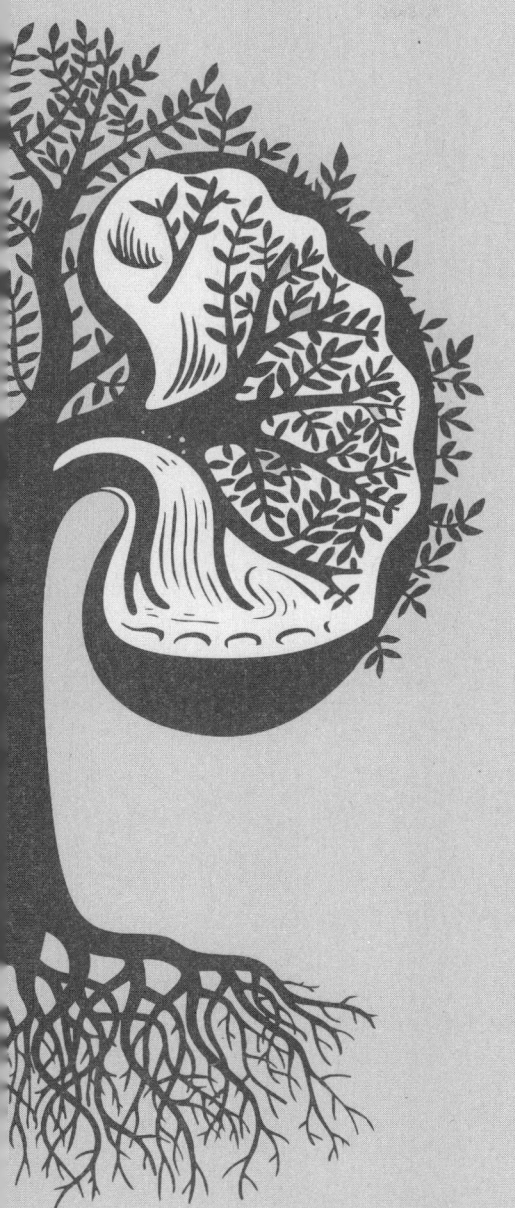

1

Envejecer, cueste lo que cueste

*Pequeños cambios
en tus hábitos
pueden hacer que vivas
entre diez y quince años
más y, sobre todo,
que los vivas con salud*

¿Qué es el envejecimiento?

No sé si recordarás o conocerás, quizá, a Úrsula Iguarán. Ella es el origen de una de las historias más increíbles jamás contadas, y la novela a la que pertenece, de la que no es protagonista, casi con toda seguridad sí la identificas. Si te suena, habrás empezado a ubicarte en Macondo.

Hace tan solo tres años que leí *Cien años de soledad*. Demasiado tarde para una vida, pero al menos me dio tiempo a hacerlo antes de morir. Estaba esperando el momento ideal, sin prisas y con capacidad para entender cada una de sus frases; y este llegó cuando visité Santa Marta, en Colombia, y me encontré con un mercader de libros de segunda mano.

—¿*Cien años de soledad*? —Me miró con sorpresa.

—¿Le extraña? —le respondí a la gallega.

Rebuscó entre sus cajas. En la manta donde había depositado todo el género del que disponía no había un solo libro que hubiera sido publicado antes de la última década. Pensé en el daño que ha hecho la literatura de consumo, pero cuando chequeé en Goodreads los últimos diez libros que me había leído, tuve que darle, con pesar, la razón.

—Aquí está, lo encontré —me dijo siendo consciente de haber conseguido la primera venta del día—. Son veinte mil pesos [cinco euros].

Lo tomé entre mis manos, lo hojeé deprisa para cerciorarme de que aquel tomo, que debía tener más años que yo, conservaba todas sus páginas, y con solo ese vistazo calculé que habría pasado por más generaciones que los propios Buendía. Pagué y, mientras me dirigía al paseo marítimo de la ciudad que fascinó a Gabriel García Márquez, entendí que, por fin, había llegado mi momento con él y con ella.

Por suerte, la serie homónima de Netflix aún no se había estrenado, así que pude disfrutar, durante los tres meses que el árbol genealógico de aquella familia me acompañó, de inmiscuirme en cada uno de sus personajes. Sin duda, una de ellas me marcó por encima del resto: la misteriosa Úrsula Iguarán, decana de la familia Buendía.

El envejecimiento es un proceso natural, aunque difícil de asumir, que se produce por daños a nuestros órganos —y, más concretamente, a nuestras células— que genera el cese de su funcionamiento normal. Puede sonar contradictorio, puesto que luchar contra él exige medidas antinaturales, o más bien, acciones que requieren un esfuerzo superior al mero hecho de dejarse llevar.

Cada día corremos el riesgo de sufrir numerosos eventos que lesionan nuestros órganos, algunos incluso de manera irreversible, pero lo cierto es que forman parte de las actividades normales de la vida, de nuestras costumbres y de vicios que pasan inadvertidos. Por el contrario, la elección de un determinado alimento para la cena, el número de horas que haces deporte a la semana, comprarte por fin ese colchón que te permitirá alcanzar un sueño más profundo o mudarte a una ciudad con más altitud se asocian a vivir más y, probablemente, mejor.

Pero el reto no está en alargar la supervivencia a cualquier precio, ni en promover la longevidad sin calidad de vida, ni en retorcer la vida a expensas del sufrimiento. **El objetivo que todos nos deberíamos marcar no es alcanzar la inexistente inmortalidad, sino envejecer bien; es decir, cuidar nuestro organismo para evitar que nuestros órganos se lesionen** y, por tanto, conseguir que conserven sus funciones intactas durante el mayor tiempo posible. Así evitaremos la ingesta masiva de medicamentos, las hospitalizaciones permanentes o los síntomas derivados de las alteraciones del corazón, del riñón, del cerebro o del pulmón, entre otros. Negar el envejecimiento es circunscribir nuestra existencia a etapas tempranas de la vida cuando todos nuestros órganos funcionan bien; la vida se acompaña inexorablemente de envejecimiento, y que este exista y sea saludable depende de un puñado de hábitos a los que acostumbrarnos cada día.

Hasta ahora no lo había dicho, pero antes de morir era médico. Supongo que sigo siéndolo, aunque mis conocimientos ya no sirvan de nada. En mi día a día no era nada infrecuente encontrar algunos casos excepcionales de personas centenarias que ingresaban en el hospital.

—He ingresado a Tomás, un paciente de 102 años, hipertenso y sin ninguna enfermedad, salvo una infección respiratoria.

—¿102 años? —responden al unísono tres médicos de mi servicio mientras yo pienso que tenemos en nuestras camas una reencarnación de Úrsula Iguarán y sus 120 años.

—Sí, pero sale todos los días a tomar un aperitivo con su hijo viudo, de 81 años, y su nieto, de 60. Vive solo y me han dicho que cocina de lujo.

Y ahí se abre la madre de todos los debates. Con

102 años, damos por hecho que ha vivido todo lo que tenía que vivir, pero ¿nos hemos preguntado por su edad biológica? Comparen su caso con el de Luisa, una mujer de 60 años con diabetes que necesita de la diálisis para sobrevivir. **¿Quién tiene más calidad de vida? ¿Y más esperanza de vida? En definitiva, ¿quién está más envejecido?**

¿De qué nos estamos muriendo?

Todos los años, con la cercanía de las festividades navideñas, las noticias alertan sobre las causas de muerte en la población recordando que la esperanza de vida aumenta en todo el mundo, y también en España. De una manera un tanto simplista, asumimos esas causas por las que se pierde la vida como propias, sin comprender que poco o nada tendrán que ver con las que a nosotros nos afligirían cuando llegue nuestra hora.

En el año 2022 las cinco causas de muerte más importantes del mundo fueron:[1] el infarto agudo de miocardio, el ictus, la enfermedad pulmonar obstructiva crónica, las infecciones respiratorias y la covid-19. Sin

---

1. GBD 2021 Forecasting Collaborators, «Burden of disease scenarios for 204 countries and territories, 2022-2050. A forecasting analysis for the Global Burden of Disease Study 2021», en *Lancet*, 2024, vol. 403, pp. 2204-2256.

embargo, las personas que fallecieron por estas causas no pudieron disfrutar durante gran parte de sus vidas de los medios de los que disponemos ahora. El cortoplacismo, tan habitual en nuestros mandatarios, nos lleva a usar los recursos disponibles en la actualidad para paliar esas enfermedades, aunque algunas de ellas suponen ya una mortalidad mínima puesto que esos datos se han quedado obsoletos. Lo ideal sería que nos adelantemos a lo que nos va a suceder a lo largo de la vida, y no solo en los próximos cuatro años.

Por suerte, la ciencia tiene capacidad predictiva y lo que hoy es blanco mañana puede ser de otro color. El Global Burden of Disease es una entidad que analiza y proyecta con bastante exactitud las causas de muerte en las siguientes décadas atendiendo al acceso a la sanidad de la población mundial, el desarrollo de nuevos fármacos y las iniciativas de prevención, entre otros factores. El reciente informe publicado por este organismo ya nos ha dado algunas pistas sobre en qué debemos centrarnos si queremos mejorar nuestra supervivencia.

Curiosamente, dentro del top 5, **la patología que más va a aumentar la mortalidad es la enfermedad renal crónica, una gran desconocida.** Su principal peligro se debe a que no cumple ninguna de las tres medidas claves para frenarla. No hay programas para detectarla universalmente (pese a que el coste es ínfimo), no se aplican tratamientos precoces y la investigación se incentiva muy poco en relación con otras especialidades. Todo lo contrario a los excelentes datos de detección del cáncer, gracias a los cuales ningún tumor se encuentra entre las cinco causas más habituales de muerte en el mundo. La enfermedad renal crónica es el ejemplo de una nefasta gestión sanitaria.

Causas de muerte en el mundo		Causas de muerte en España	
2022	Proyección 2050	2022	Proyección 2050
Infarto de miocardio	Infarto de miocardio =	Infarto de miocardio	Alzhéimer ↑
Ictus	Ictus =	Alzhéimer	Enfermedad pulmonar obstructiva crónica ↑
Enfermedad pulmonar obstructiva crónica	Enfermedad pulmonar obstructiva crónica =	Covid-19	Enfermedad renal crónica ↑
Infecciones respiratorias	Alzhéimer ↑	Ictus	Infarto de miocardio ↓
Covid-19	Enfermedad renal crónica ↑	Enfermedad pulmonar obstructiva crónica	Ictus ↓

Yo no podría ser ministro

—¿A qué se dedica un nefrólogo? —me pregunta alguien por enésima vez.

—¡Al riñón! —respondo como un autómata, más enfadado de lo que me gustaría.

—Pues yo lo debo tener fatal, me hincho a cervezas.

«Pero bueno, ¿me lo estás diciendo en serio? ¡Que no! ¡Que con el alcohol lo que lesionas es el hígado!», me gustaría replicar. Opto por reprimirme por el bien mayor y respiro.

Prefiero explicarle las cosas con calma a cada una de las personas que acuden a mí con dudas, y el principal concepto que quiero transmitir es que cada órgano envejece de acuerdo con unos desencadenantes (*triggers*) diferentes.

El riñón tiene mala fama: que si es una depuradora de desechos, que si tiene la culpa de que no puedas beber alcohol...

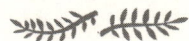

Nada más lejos de la realidad. Cada órgano interpreta como tóxicas unas sustancias diferentes, aquellas que le afectan directamente. Muchas de ellas ya las intuyes: el picante te genera molestias gástricas; el tabaco, cáncer de pulmón, y unas setas venenosas pueden destrozarte el hígado. Del corazón no hace falta ni hablar, porque todo el mundo entiende lo que es un infarto o una arritmia: nada bueno.

—El riñón no se lesiona con el alcohol —respondo al final, después de unas cuantas respiraciones—, lo que no quiere decir que no sea malo. Por casualidad, ¿cuánto hace que no te lo revisas?

—¿Revisarlo? ¿El riñón? En mis cincuenta años de vida juraría que nunca lo he hecho. ¿Debería?

Únicamente hay una respuesta correcta: claro que deberías.

Los programas de prevención primaria y de detección de enfermedades, cuando estas son tratables, son el pilar de la salud. Cuesta implementarlos porque dan resultados a muy largo plazo y ya sabemos lo que eso significa: los políticos son cortoplacistas; es decir, no tienen interés en aplicar medidas de las que no van a obtener rédito.

Desde luego, si yo fuera ministro, no duraría ni un telediario, porque **las medidas que de verdad podrían mejorar la sanidad necesitan décadas para dar resultados fehacientes,** y no hay gobierno ni legislatura que pueda soportar cuatro años sin logros en un ámbito para defender su puesto.

—Si ahora te diagnosticamos una enfermedad renal incipiente, disponemos de fármacos que pueden hacer que jamás necesites diálisis. Los más de sesenta mil pacientes que en España requieren diálisis o han recibido un trasplante habrían matado por tener a su disposición tratamientos tan efectivos.

Pero claro, pienso para mis adentros, para eso primero hay que diagnosticar. Y tener claro qué síntomas

SÍNTOMAS O PRUEBAS ANALÍTICAS PARA DETECTAR ALTERACIONES DE LOS DIFERENTES ÓRGANOS

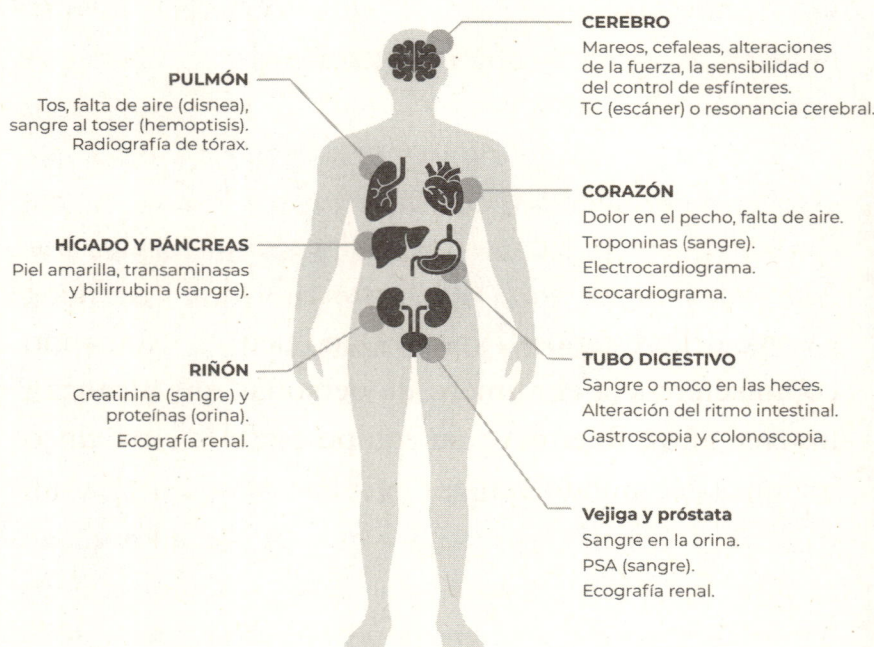

PULMÓN
Tos, falta de aire (disnea), sangre al toser (hemoptisis). Radiografía de tórax.

HÍGADO Y PÁNCREAS
Piel amarilla, transaminasas y bilirrubina (sangre).

RIÑÓN
Creatinina (sangre) y proteínas (orina). Ecografía renal.

CEREBRO
Mareos, cefaleas, alteraciones de la fuerza, la sensibilidad o del control de esfínteres. TC (escáner) o resonancia cerebral.

CORAZÓN
Dolor en el pecho, falta de aire. Troponinas (sangre). Electrocardiograma. Ecocardiograma.

TUBO DIGESTIVO
Sangre o moco en las heces. Alteración del ritmo intestinal. Gastroscopia y colonoscopia.

Vejiga y próstata
Sangre en la orina. PSA (sangre). Ecografía renal.

de alarma despertarían una inquietud y qué pruebas universales debería realizarse toda persona para alcanzar ese diagnóstico precoz que permitiera abordar el envejecimiento de sus órganos.

Los lugares donde tendrías que vivir: las Zonas Azules

En nuestro planeta existen unas regiones cuyo estudio ha proporcionado datos relevantes para explicar la longevidad del ser humano, ya que en ellas se concentra el mayor número de personas centenarias: son las denominadas Zonas Azules. Nuestro envejecimiento depende un 20 por ciento de la genética, pero un 80 por ciento de los hábitos y del ambiente, por lo que el sitio en el que uno vive determina cuánto y cómo lo hará.

El descubrimiento y la descripción de las Zonas Azules tiene su origen en una exploración realizada por *National Geographic* y The National Institute on Aging a cargo del prestigioso experto Dan Buettner.[2] Tomando como referencia el número de personas que alcanzan los cien años, Buettner y su equipo establecieron cinco regiones del mundo con esa peculiar característica tan

2. D. Buettner y S. Skemp, «Blue Zones. Lessons From the World's Longest Lived», en *American Journal of Lifestyle Medicine*, 7 de julio de 2016, 10(5), pp. 318-321.

perseguida a lo largo de la historia de la humanidad: vivir más y, sobre todo, mejor.

El punto clave de la investigación fue la definición de nueve características comunes en estas cinco regiones que justificarían su elevada longevidad. En concreto, los denominadores que comparten las Zonas Azules son: ausencia de sedentarismo, tener un propósito para levantarse cada mañana, vivir menos acelerado (*downshift*), comer sin saciarse (regla del 80 por ciento, por la que evitan empachos), dieta basada en vegetales, beber una o dos copas de vino, formar parte de una comunidad religiosa, priorizar a los seres queridos (principalmente a la familia) y pertenecer a una red social con hábitos saludables.

Aunque todo esto pueda parecer muy extravagante, y sobre todo una asociación casual (que no causal), algunos de los enunciados que comparten las Zonas Azules tienen evidencia científica. Otros no, y las voraces críticas metodológicas a este proyecto no se hicieron esperar en un intento de desprestigiar una investigación que, en el fondo, tiene bastante lógica.

En lo que a mí respecta, voy a centrarme en desgranar cada una de las teóricas medidas que potencian el antienvejecimiento de los habitantes de las Zonas Azules. Y haré hincapié en algunas que probablemente han contribuido a su extrema longevidad, y en las cuales ni siquiera ellos han reparado.

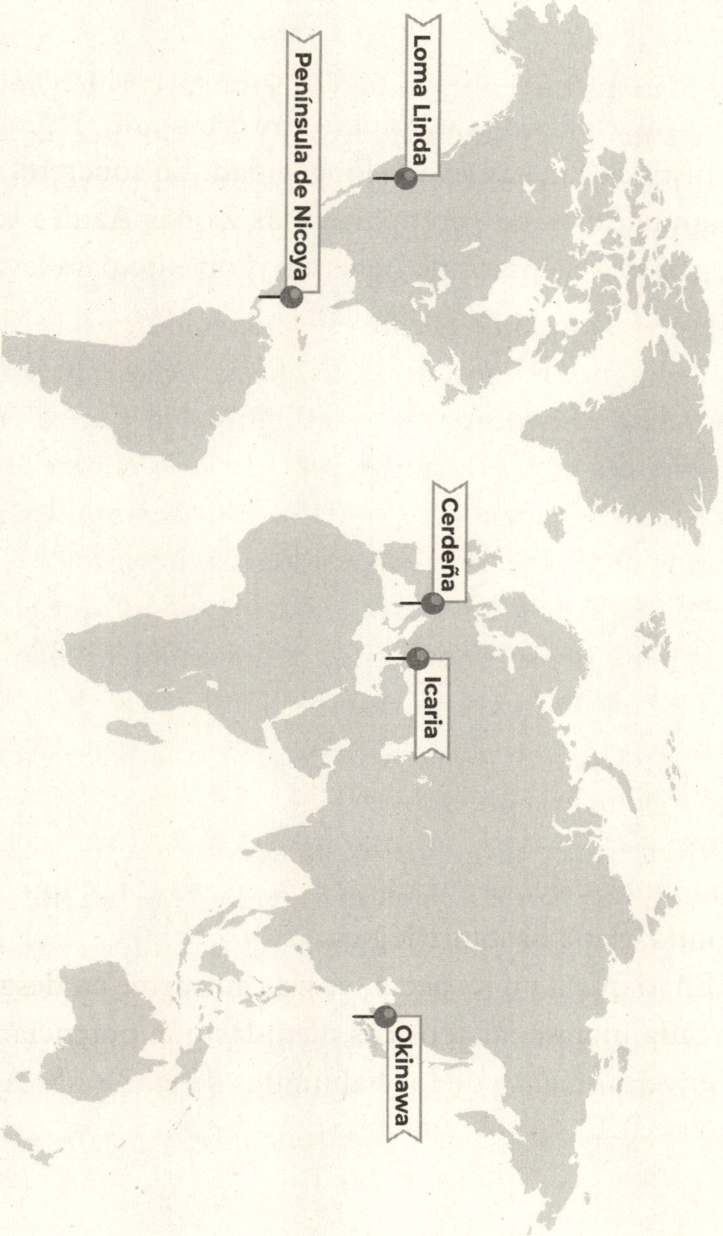

Loma Linda

Península de Nicoya

Cerdeña

Icaria

Okinawa

Tú a los cuarenta sí, yo a los sesenta no

Hace algunos meses, mi amigo Vicente (a sus bien llevados setenta y pico) me mandó sorprendido una noticia en la que un alpinista de 86 años estaba subiendo el Aconcagua.

—¡A los 86! Pero si yo tengo casi cuarenta y me cuesta levantarme de la cama —le respondí.

Ambos nos reímos sabiendo que nuestras carcajadas respondían al concepto de **edad biológica** y **edad cronológica**. La primera se corresponde con el deterioro de nuestros órganos; la segunda se obtiene simplemente restando al año actual el de nuestro nacimiento.

Así que le propuse un juego a sabiendas de que él era una persona sana y con hábitos muy saludables, pero su hijo José era todo lo contrario.

—¿Por qué no tomamos un café mañana con José? Hace mucho que no lo veo.

Vicente aceptó mi propuesta de inmediato y nos citamos en una terraza cerca de su casa. Una vez allí, saqué mi ordenador portátil mientras los miraba de reojo, dispuesto a demostrarles las consecuencias vitales de la falta de cuidado de nuestro organismo.

Entré en la conocida herramienta U-Prevent,[3] seleccioné la escala más general que encontré y me dispuse a

---

3. <https://u-prevent.com/>.

calcular el riesgo que tenía cada uno de ellos de fallecer por un evento cardiovascular.

	Vicente	José
Región de la que procede	Bajo riesgo (España)	Bajo riesgo (España)
Sexo	Varón	Varón
Edad	73	40
Fumador	No	Sí
Dieta mediterránea	Sí	No
Presión arterial sistólica	110 mmHg	160 mmHg
Colesterol	170 mg/dl	250 mg/dl
Pasos diarios	20.000	2.000

No fue ninguna sorpresa para ellos que el modelo LIFE-CV2 mostrara que, pese a tener edades cronológicas nada cercanas, Vicente tuviera una esperanza de vida hasta los 87 años y su hijo apenas alcanzara los 75 años. **Y ambos estaban considerados como personas sanas, no tenían ninguna enfermedad y no recibían tratamiento para ninguna dolencia.** Eso sí, uno era sedentario, tenía la presión arterial elevada, era fumador y no realizaba una dieta saludable; el otro, todo lo contrario.

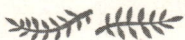

*Los hábitos, las enfermedades
y la actividad física son factores
determinantes en nuestra supervivencia,
capaces de modular la enfermedad genética
más prevalente: el envejecimiento.*

RECUERDA

- El envejecimiento es un proceso natural que se produce por daños a nuestros órganos.
- El objetivo que debemos marcarnos es envejecer bien, cuidar nuestro organismo para evitar que nuestros órganos se lesionen.
- La patología que más ha aumentado la mortalidad es la enfermedad renal crónica.
- Existen varios factores que influyen directamente en nuestra longevidad:
  — Diagnóstico precoz
  — Hábitos saludables
  — Genética
  — Entorno y lugar de residencia
  — Equilibrio entre edad biológica y cronológica

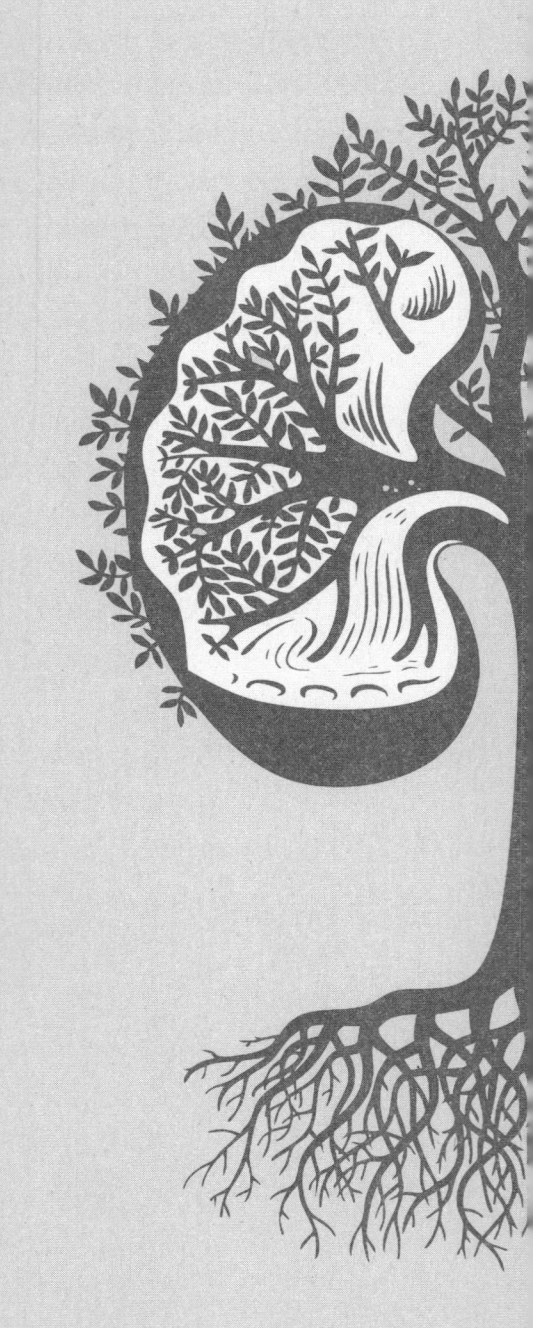

2

¿Dónde está la clave del envejecimiento?

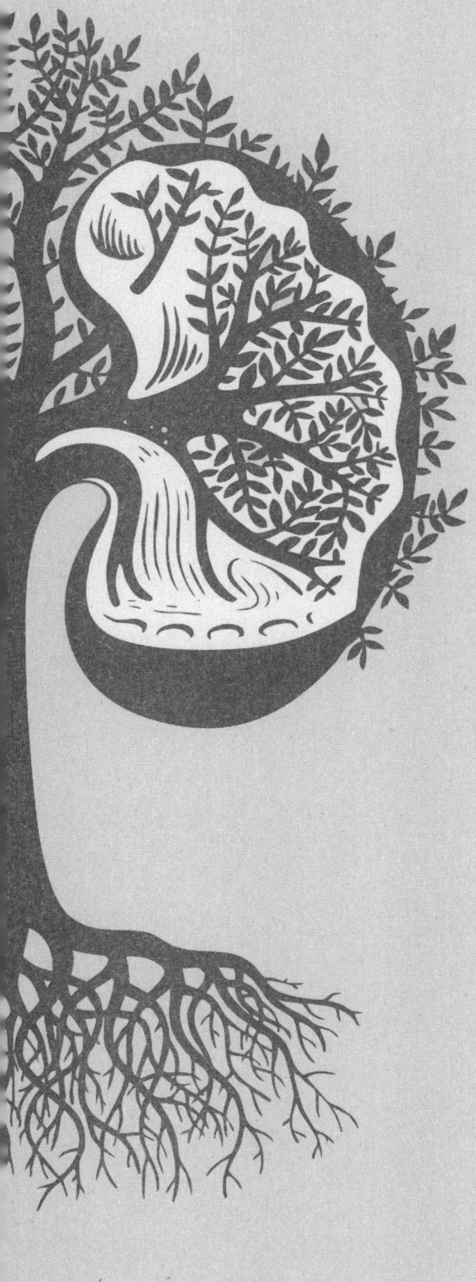

Prevenir la enfermedad renal puede alargar tu supervivencia entre treinta y cuarenta años

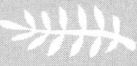

En los genes: progeria

El curioso caso de Benjamin Button gozó de una espectacular repercusión mediática tras su estreno en cines en 2008. Y no es para menos, porque narraba la vida de Sammy Basso, un joven italiano que, sin haber cumplido los veintiocho años, falleció con la apariencia física de alguien que tuviera más de ochenta. Aunque el argumento estaba ficcionado, en la vida real Basso padecía una enfermedad que se denomina *progeria* (síndrome de Hutchinson-Gilford) y que, como su nombre indica, implica un envejecimiento extremo.

En la película, Benjamin Button nace como un anciano octogenario y a medida que avanza su edad cronológica va rejuveneciendo hasta convertirse en un bebé.

Nada más lejos de lo que en realidad les ocurre a los pacientes que padecen progeria. En ellos, una alteración genética produce una modificación en la proteína lamina A, cuya función es estructurar la división correcta de nuestras células.

Para explicar la importancia de una correcta división celular pondré un ejemplo muy sencillo. Cuando nos hacemos una herida y tras el aparatoso sangrado, nuestro organismo tiene la necesidad de generar tejido sano para rellenar la zona dañada, la única manera en la que eso puede ocurrir es mediante la división de las células y su posterior crecimiento. Este es el mecanismo que nos mantiene vivos, el que nos hace desarrollarnos en el útero materno procedentes de una sola célula hasta alcanzar los más de tres kilos en el momento del nacimiento (¡y entre 3.000 y 4.000 millones de células!). Y es también el que, cuando falla, hace que nuestros órganos envejezcan.

La senescencia es una espada de Damocles

Lo contrario a la división celular sería la senescencia, un término científico muy de moda. Comienza a los veinte años y a partir de los treinta tiene una repercusión constatable a simple vista.

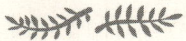

El proceso por el que las células de nuestro cuerpo envejecen se denomina **senescencia**, *y consiste en su incapacidad para dividirse y generar nuevos tejidos sanos.*

—¿A los treinta años empezamos a envejecer?

—¡No, en realidad empezamos a los veinte! De ahí que pocos deportistas de élite superen la treintena en la cumbre o que sea el momento idóneo para tener hijos.

—Pues vaya… Y luego están los que siguen viviendo en casa de sus padres a los cuarenta, ¿no?

El chiste se hacía solo, pero, la verdad sea dicha, esto último depende de más factores, y yo juraría que no conseguir un alquiler digno también aumenta tu senescencia…, aunque vete a saber.

La senescencia consiste en el cese de la división celular. Este parón provoca que acumulemos en nuestros órganos células zombis, aquellas que están en proceso de morir, pero siguen activas y no cumplen ninguna función útil. Esto constituye un peligro vital de primer orden. De hecho, si mirara con un microscopio cada uno de mis órganos en este momento, no sería capaz de encontrar una sola célula dividiéndose, situación muy improbable en un adulto de cuarenta años, pero esperable en alguien que acaba de morir.

➤➤➤ ❦

Una célula que no se divide es una momia que solo puede traer problemas.

Lejos de ser una ayuda para nuestro organismo, las células zombis o senescentes secretan sustancias que favorecen la inflamación y pueden ser dañinas. Así que casi **podríamos considerar el envejecimiento como una enfermedad inflamatoria,** esa palabra que está ahora tan de moda y que genera un concepto clave e irreversible: la fibrosis.

Siempre les digo a mis residentes (especialistas en formación) que su función en el hospital es estudiar tanto que consigan poner contra las cuerdas a los médicos adjuntos. Y a veces me hacen caso y me sueltan preguntas como la siguiente:

—Entonces, si la senescencia consiste en que las células no se dividen, ¿no es justo eso lo que queremos que ocurra con el cáncer?

Efectivamente, **los tumores se caracterizan por un crecimiento descontrolado de las células de un tejido.**

—¡Qué lista eres! —le dije orgulloso a una de mis residentes más avezadas—. Aunque su efecto antitumoral no se debe exactamente al mecanismo que piensas.

Me explico. Podríamos pensar que hacer que nuestras células senescentes se conviertan en tumorales es bueno para evitar envejecer. El problema de las células tumorales es que se dividen sin ningún control, invaden tejidos y destruyen órganos. Frenar esa división podría ser una solución, pero no alcanzaríamos la curación, puesto que esas células aberrantes y mal diseñadas seguirían estando en nuestro cuerpo, pero no ejercerían la función reparativa que deseamos.

Hace poco se ha publicado un artículo[4] con una novedosa demostración: administrando estas células zombis a ratones con tumores se favorece la eliminación de estos últimos. El mecanismo es un poco más complejo, pero tiene que ver con activar nuestro propio sistema de defensa (el inmunológico). Hemos comentado que las células senescentes son proinflamatorias. Si las administramos, activamos el sistema inmunológico y este recluta más efectivos para luchar contra el tumor. Es nuestro propio cuerpo el que, activado de manera correcta, puede vencer enfermedades como el cáncer.

4. I. Marín *et al.*, «Cellular Senescence Is Immunogenic and Promotes Antitumor Immunity», en *Cancer Discovery* 6 de febrero de 2023, 13(2), pp. 410-431.

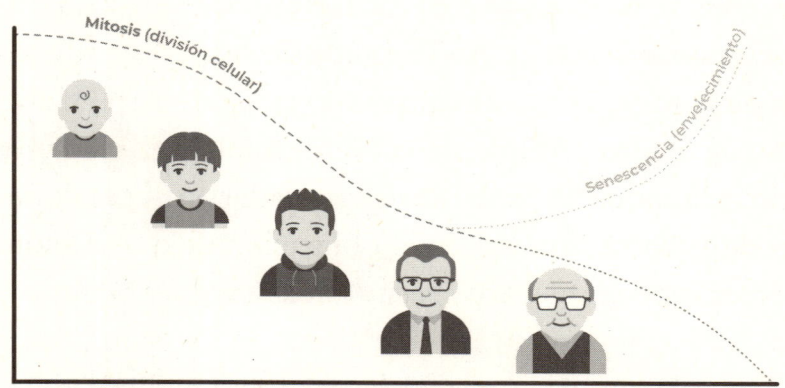

Mitosis (división celular)

Senescencia (envejecimiento)

LA LÍNEA DE LA VIDA

Y, de hecho, en este principio de autodefensa se basa la inmunoterapia, que, aunque no es exactamente lo mismo que lo anterior, tiene que ver con hacerle llegar a nuestro sistema inmunológico una alerta (hay un tumor) y decirle que debe atacarla. Así pues, curar el cáncer no depende de los quimioterápicos, sino más bien de fármacos con capacidad de inducir una autodefensa de nuestros órganos por parte de nuestro sistema inmunológico.

Los riñones esconden más de lo que crees

A pesar de que los riñones son ampliamente conocidos por la población general, muy pocas personas saben que

tras ellos se esconde una de las llaves para ralentizar el envejecimiento. De hecho, la estadística hace mucho que nos puso sobre aviso: tener dañados los riñones es sinónimo de muerte. Ahora hemos sido capaces de cuantificarlo, y, aunque no me gustaría que nadie se sobresaltara con estos datos, me veo en la obligación de darlos, con la esperanza de que remuevan conciencias:

Un paciente de 20 años
que precise diálisis
habrá reducido su esperanza de vida
en más de cuarenta años.[5]

Hace unos meses, justo cuando volvía del gimnasio (más adelante hablaremos de eso), me encontré con un mensaje privado de Instagram. Quien use esa aplicación

---

5. A. Ortiz, Asociación Información Enfermedades Renales Genéticas (AIRG-E), European Kidney Patients' Federation (EKPF), Federación Nacional de Asociaciones para la Lucha Contra las Enfermedades del Riñón (ALCER), Fundación Renal Íñigo Álvarez de Toledo (FRIAT), Red de Investigación Renal (REDINREN), Resultados en Salud 2040 (RICORS2040), Sociedad Española de Nefrología (SENEFRO) Council, Sociedad Española de Trasplante (SET) Council, Organización Nacional de Trasplantes (ONT), «RICORS2040. The need for collaborative research in chronic kidney disease», en *Clinical Kidney Journal*, 23 de septiembre de 2021, 15(3), pp. 372-387.

sabe que es difícil reparar en esos mensajes cuando te escribe alguien al que no sigues, pero la providencia hizo que ese mensaje no me pasara inadvertido.

> Hola, Borja, hemos visto la información de tu cuenta y nos gustaría entrevistarte en Telecinco. Si estás interesado, dime cuándo te puedo llamar.

Tras el sobresalto inicial por verme en la televisión, entendí que debía aceptar ese gran impacto para divulgar sobre medicina.

Por suerte para mí, hacía mucho tiempo que había dejado de darme vergüenza hablar en público. Evidentemente, y como casi todo en la vida, solo es cuestión de entrenamiento.

Jamás olvidaré la primera vez que me enfrenté a un auditorio lleno de personas para dar una charla sobre la inflamación y el riñón. Era mi primer año de residente de Nefrología, y mi tutora y amiga Marian me había propuesto contar ante el resto de los colegas de otros hospitales una investigación. Me lancé desconociendo que terminaría dando aquella pequeña ponencia sin haber podido conciliar el sueño ni un solo minuto por los nervios. Nada más acabar, sentí que había pasado el mayor escollo en la exposición pública y que desde entonces solo podía mejorar.

Así que, poco a poco, los nervios ante una presentación próxima fueron templándose y empecé a sacar rédito personal de esa intranquilidad subrepticia que aún hoy mantengo cuando hablo en público. Creo que el día que deje de ponerme —mínimamente— nervioso al enfrentarme a un escenario mis charlas serán peores, mi locuacidad disminuirá e incluso cometeré errores, que serán fruto del cese de atención que me genera ese punto picante que siento los minutos antes de salir al estrado.

«Por supuesto —respondí a aquel mensaje—. ¡Siempre estoy disponible para hablar de los riñones!».

Eran las nueve de la noche y di por hecho que la llamada se pospondría al menos hasta el día siguiente, pero no quise dejar de responder.

Pulsé la tecla de envío y, cuando me encaminaba a la ducha, sonó el móvil. El día siguiente a las cinco de la tarde entraba en directo en el programa *TardeAR* bajo el título de «El secreto de la eterna juventud está en el riñón».

Sin duda, mi intención como divulgador sobre la salud renal es dar a conocer la importancia de este órgano y la falta de atención que se le presta, y si para ello hay que reseñar una de sus funciones más desconocidas, estoy disponible al cien por cien.

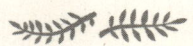

Para comprender que **el riñón produce uno de los elixires frente al envejecimiento,** solo tenemos que echar la vista atrás unos años, hasta 1997. Por aquel entonces, el investigador Makoto Kuro-o describió *klotho,* la proteína antienvejecimiento. Como tantas veces ocurre, en un experimento con otros objetivos, Kuro-o eliminó sin querer *klotho* de ratones recién nacidos, lo que generó su envejecimiento y muerte prematura: la vida de aquellos pequeños roedores pasó a ser de tres meses (cuando lo normal hubiera sido de tres años). Investigaciones posteriores han podido descifrar que la disminución de la proteína renal *klotho* promueve la senescencia (envejecimiento) en los vasos sanguíneos y el cerebro.

—Vale, Borja, pero entonces, ¿cómo podemos subir el *klotho*? —me preguntó uno de los colaboradores del programa, aquella tarde en Telecinco.

—De tres maneras. La primera, **descubriendo si tenemos una enfermedad renal,** que es el factor más importante para perder *klotho*.

—¡Y eso ¿cómo se sabe?! —me gritó con cariño Bibiana Fernández, muy pendiente de mis explicaciones.

—Muy sencillo —le respondí—. ¿Tienes un euro? —Me miró atónita pensando que estaba chiflado—. Un euro es lo que cuesta una analítica de sangre en la que determinamos la creatinina, y otra de orina en la que descubrimos si estamos perdiendo proteínas por el riñón.

Saber si tenemos una enfermedad en el riñón es vital; tanto como poco costoso es diagnosticarlo. La creatinina es una molécula que sale del músculo y viaja por la sangre hasta nuestra depuradora de desechos, el riñón, donde se filtra para ser eliminada a través de la orina.

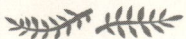

Si los riñones no funcionan correctamente, nos encontramos con niveles elevados de creatinina en sangre, que provocan una enfermedad del riñón.

Pero el riñón también tiene la necesidad de no dejar escapar por sus poros algunos elementos beneficiosos para nuestro organismo, como las proteínas. Así pues, para saber si tenemos una enfermedad renal, además de medirnos la creatinina en la sangre, debemos constatar que no perdemos proteínas por la orina (lo que se conoce como *proteinuria*).

—**La segunda manera de no perder *klotho* es con la alimentación.** En concreto, lo que hay que tratar de eliminar de nuestra dieta es el fósforo (inorgánico) —añadí en mi intervención televisiva.

—¿Y qué alimentos tienen fósforo? —La pregunta era tan evidente como esperable.

La respuesta tampoco es demasiado sorprendente: ¡todos los ultraprocesados! El fósforo es un excelente conservante, así que los aditivos (colorantes, potenciadores de sabor...) son ricos en este elemento de la tabla periódica.

El problema radica en que **el fósforo disminuye las reservas de *klotho*** y de ahí el poder envejecedor de este tipo de alimentos (por llamarlos de alguna manera).

Al decir esto, y por primera vez desde que había entrado en directo, se hizo el silencio en el plató: había captado toda su atención, así que aproveché.

—Y antes de que me lo preguntéis, **la mejor dieta del mundo, demostrado científicamente, es la mediterránea,** así que no seamos tan torpes de dejar que ciertos lobbies sin escrúpulos acaben con nuestro tesoro.

Sabemos del poder de la alimentación para evitar enfermedades, pero nos olvidamos de que, si queremos promocionar nuestra salud, debemos aprender a leer las etiquetas. Y como deberes para todos, si queremos preservar nuestro *klotho,* obviemos el consumo de todos los alimentos que contengan en su etiquetado los aditivos: E338-E343, E450-E458, E540-E545 y E626-E635.

—Y para la tercera, me vais a tener que acompañar —propuse a todos los colaboradores.

No daban crédito a lo que estaba pasando; unos

minutos antes de salir al plató había organizado con el productor del programa un *acting* en directo. Obedientes, los cinco miembros de la mesa se levantaron y me siguieron hasta una zona donde habíamos preparado cartones de leche que usaríamos a modo de pesas.

—**El ejercicio físico aumenta el *klotho* y con ello nos rejuvenece.**

El efecto fue inmediato y, encabezados por Boris Izaguirre, todos comenzamos a ejercitar nuestros bíceps flexionando ambos brazos cargados con sendos envases de leche disfrazados de pesas.

¿Cómo conservar *klotho*?

**Evitando que tus riñones se lesionen.
Haciendo ejercicio a diario.
Evitando los ultraprocesados.**

Intenté explicar que el riñón tenía otras funciones, como el control de la anemia y el fortalecimiento de los huesos, pero la televisión tiene unos tiempos y el mío había finalizado con éxito. Me fui satisfecho de allí por haber podido hablar durante ocho minutos sobre el riñón, mi profesión, en *prime time* en televisión.

Lo que no sabía es que, si hubiera aplicado mis propios consejos, aquella no habría sido mi última intervención en un medio de comunicación. En casa del herrero…

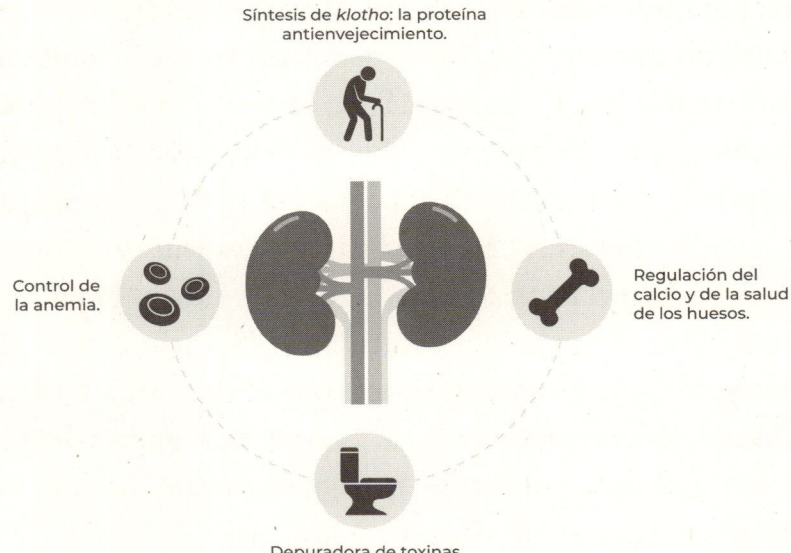

CUATRO FUNCIONES DE NUESTROS RIÑONES

Síntesis de *klotho*: la proteína antienvejecimiento.

Control de la anemia.

Regulación del calcio y de la salud de los huesos.

Depuradora de toxinas.

La decana de la humanidad: María Branyas

Aunque estoy seguro de que a todos nos encantaría que las respuestas a las cosas fueran así de sencillas, debemos también entender que envejecer —o no hacerlo— no solo dependerá de una proteína. Ni de un alimento o de un órgano. En gran parte, ni siquiera depende solo de nosotros mismos.

El ejemplo más reciente de este paradigma lo tenemos en la decana de la humanidad, María Branyas, una de las superancianas del mundo, que falleció en Girona en 2024 a los 117 años. Un análisis de su genoma (análisis exhaustivo de las alteraciones genéticas) ha revelado que tenía varios factores protectores frente al envejecimiento. Entre los más destacados, **la microbiota** (los microbios intestinales que pueblan nuestro tubo digestivo, y ahora sabemos que impactan en nuestra salud) **y las alteraciones del metabolismo de las grasas.** A eso se sumaba, por supuesto, su estilo de vida, que incluía una dieta saludable, ejercicio físico y no fumar ni beber alcohol. Sin duda, tendría el *klotho* por las nubes, porque todos nuestros órganos están conectados, pero además había sido capaz de frenar su reloj biológico. Y con una excelente calidad de vida.

Nuevamente, entre los aspectos que condicionaron su longevidad, igual que ocurre con los habitantes centenarios de las Zonas Azules, **María gozaba de un círculo social y familiar estable que evitaba su aislamiento.** Algo que no siempre observamos en nuestro día a día.

—Buenos días, me gustaría comentar con ustedes la situación de Antonia —dije a sus hijos tras dos semanas ingresada por una infección de orina.

—¿Cómo la ve, doctor?

—La veo recuperada. Clínicamente, hace días que no tiene fiebre y la analítica no muestra signos de infección.

—Pero… —protestó su hijo mayor.

—Estamos pensando en darle el alta —me adelanté.

Y así empieza el jaleo cada vez que un paciente de edad avanzada no reúne los criterios para permanecer hospitalizado.

—Uy, doctor, así no nos la podemos llevar —me respondió la pequeña de los hermanos sin ninguna originalidad—. Necesita ayuda para todo.

—Efectivamente, la necesita, y tienen que entender que será así siempre. Cuando una persona ingresa, pierde funcionalidad y muchas veces no es capaz de recuperarla. Cuanto más envejecidos estamos, más nos cuesta volver a lo que denominamos *estado basal*.

—Necesitamos unos días para gestionar una residencia, ¿sería posible?

Y sí, claro que lo es. Ningún problema.

Nuestro ritmo de vida ha hecho que abandonemos el cuidado de las personas que tenemos cerca. Cada caso y cada familia es un mundo, pero la evidencia científica es contundente:

Desde el punto de vista científico, sabemos que el cese de contacto con personas de confianza conduce

al aislamiento y, consecuentemente, a una muerte prematura.

꧁ ꧂

Y este es el gran dilema al que se enfrenta la sociedad actual: cada vez vivimos más, y eso conlleva una necesidad de mayor cuidado. Pero, por otro lado, el ritmo frenético de vida nos ha instigado a entender la pirámide poblacional como una carga que nos estorba. Y, por si eso fuera poco, ahora disponemos de recursos profesionalizados para estas funciones.

꧁ ꧂

A este respecto, hace poco me topé con un estudio, convertido en tesis doctoral, de la Universidad de Sevilla, que abordaba este conflicto. Los resultados son apabullantes: los cuidados domiciliarios, en personas con las mismas condiciones de salud, mejoran la supervivencia en un 55 por ciento en comparación con las residencias de ancianos.[6]

6. S. A. Pinzón Pulido, *Atención residencial vs. atención domiciliaria en la provisión de cuidados de larga duración a personas mayores en situación de dependencia*, Universidad de Sevilla, 2016.

Sin embargo, esta demanda ha generado un considerable crecimiento de las plazas residenciales del 10 por ciento en los últimos diez años en España, hasta alcanzar las 400.000.[7] Y también un importante negocio, con ingresos estimados en 2023 de 5.250 millones, confirmando que nuestro modelo de familia derivado de un envejecimiento global enriquece, pero también acorta la supervivencia.

7. <http://envejecimiento.csic.es/estadisticas/indicadores/residencias/index. html>.

RECUERDA

- El proceso por el que las células de nuestro cuerpo envejecen se denomina *senescencia*, y consiste en su incapacidad para dividirse y generar nuevos tejidos sanos.
- La senescencia comienza a los 20 años y a partir de los 30 tiene una repercusión constatable a simple vista.
- En los riñones se esconde una de las llaves para ralentizar el envejecimiento: el *klotho*.
- La disminución de *klotho* promueve la senescencia. Para evitar su pérdida:
  — Control de enfermedades renales
  — Hacer ejercicio a diario
  — Cuidado de la alimentación
  — Evitar los ultrasprocesados
- Elementos externos como el aislamiento social también conducen a una muerte prematura.

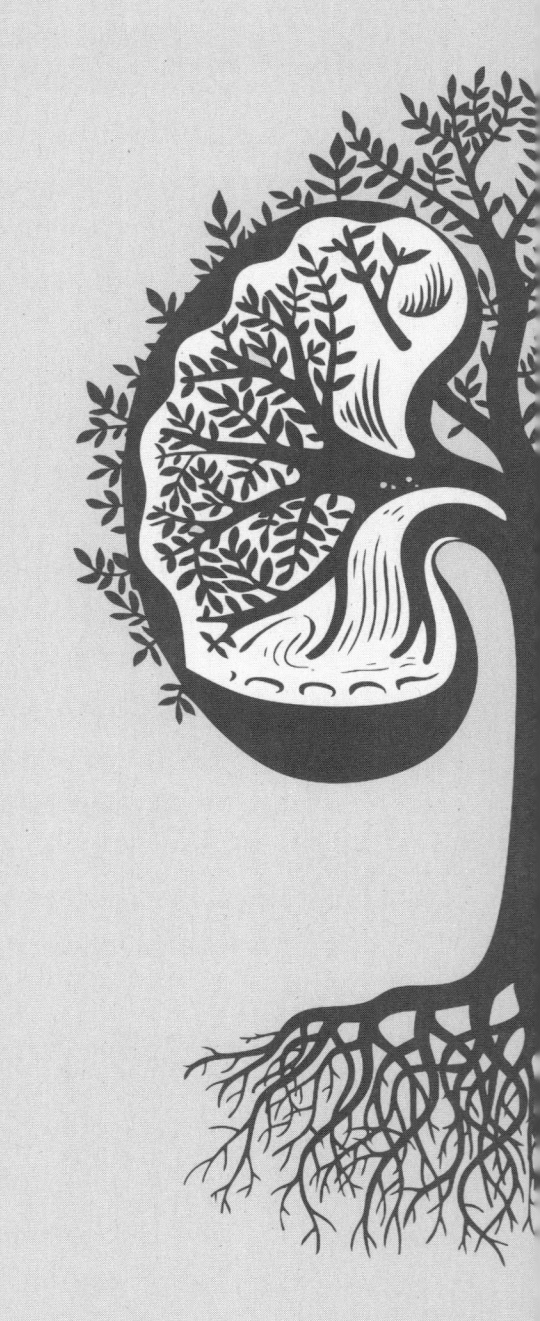

3

La edad sí es una cuestión de peso

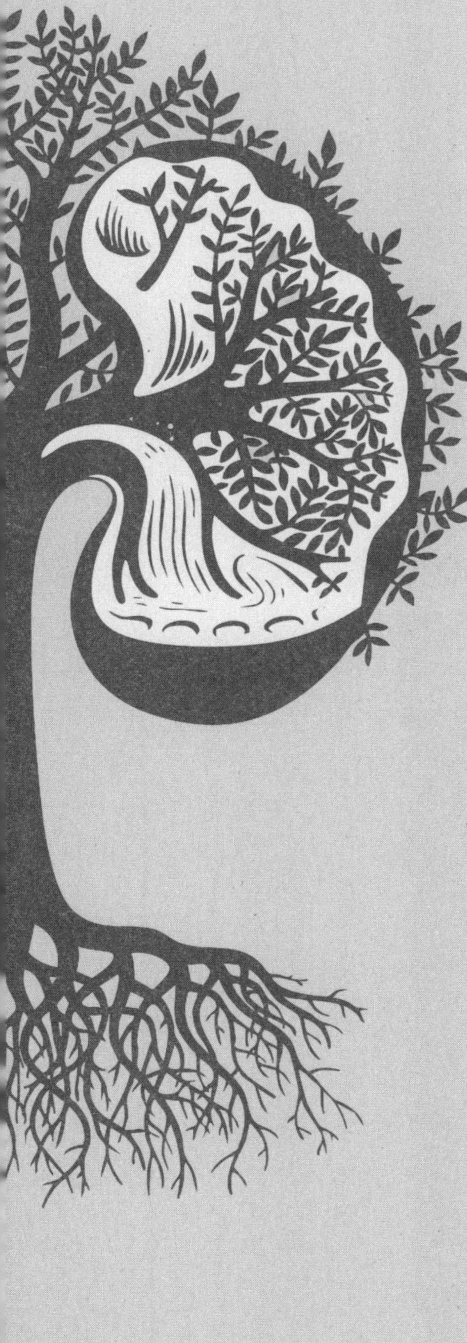

No tener sobrepeso u obesidad mejora tu esperanza de vida hasta en ocho años

Otro miércoles en la oficina

La obesidad se ha considerado durante muchos años un problema estético. A mí hace tiempo que dejó de importarme. Diría que ahora es el momento en el que más relevancia le doy. Ahora que ya no estoy.

Cuando una persona muere, el recuerdo que queda de ella es el último, ese en el que se paraliza el tiempo y también el envejecimiento. Ese instante cesa el deterioro orgánico y pasa a instalarse en el recuerdo de quienes la rememoran. Algunos optan por llevarse el recuerdo del tanatorio incluso, algo que me cuesta entender. Yo me negué, en mis últimas voluntades, a que mi ataúd permaneciera abierto. Quería que me recordaran vivo y preferiblemente sano.

La paradoja es que a veces no caemos en pensar que alguien que murió con cuarenta años dos lustros después tendría un aspecto bien diferente al que nuestras neuronas proyectan. Incluso cuando superamos en edad a esa persona que murió, nuestra mente la recuerda anclada en el tiempo, aunque nosotros siempre hubiéramos sido más jóvenes. Curioso, ¿verdad? Por eso, la percepción de mis últimos momentos de vida, la que perdura en el recuerdo, es la única estética a la que otorgo cierta importancia.

Ser gordo (u obeso, si queremos ser un poco más políticamente correctos) está mal visto y es una situación que nadie querría padecer en sus carnes. La operación biquini o las innumerables pasarelas de moda de modelos caquécticas instalaron hace muchos años en el inconsciente colectivo la necesidad de estar delgado. Y esto también lo sufríamos los médicos en nuestras consultas.

—Doctor, hay una paciente derivada de endocrinología que solicita atención preferente, ¿podría verla hoy?
—El *call center* de la clínica privada en la que pasaba los miércoles por la tarde siempre intentaba forzarme citas,

aunque eso supusiera tener que ver a los pacientes cada cinco minutos.

—De acuerdo, cítala a las 15.50, antes de empezar, que como algo rápido y la veo la primera.

Tras engullir un sándwich en medio de la A6, entre mi hospital del centro de Madrid y el hospital en la sierra en el que pasaba la consulta, aparqué y cogí mi lista de trabajo para ese día. Efectivamente, Soledad era la primera de la lista y aparecía con un asterisco que significaba que yo había autorizado añadir esa visita fuera del cupo pactado.

—Buenas tardes, doctor, gracias por recibirme. Le cuento. Hace unos meses empecé a engordar sin control. Concretamente, lo que me notaba era retención de líquidos, así que acudí a Endocrinología. Si le soy sincera, como cada día me veía peor y tenía claro que estaba acumulando agua, empecé a tomar cola de caballo, porque había leído que era buena para eliminar el exceso de líquidos. El caso es que cuando acudí a su consulta, su compañero me hizo una analítica y me dijo que lo que tenía era dañados los riñones —me contó mientras sacaba del bolso una carpeta repleta de analíticas.

Revisé la documentación intentando no hacer ningún juicio de valor sobre aquella paciente, que, por supuesto, tenía un índice de masa corporal normal (el parámetro con el que objetivamos el sobrepeso y que se calcula dividiendo el peso en kilos entre la talla en metros al cuadrado).

Aprovecho para abrir un paréntesis y matizar que **el índice de masa corporal no es una medida demasiado exacta para cuantificar el sobrepeso,** aunque sí está muy extendida por su sencillez. Al tener en cuenta exclusivamente el peso y la talla, nos encontramos con personas que presentan una elevada masa muscular (piense el lector en cualquier culturista mazado), lo que les condiciona un índice de masa corporal elevado sin que eso suponga que estén obesas.

Hoy en día usamos otros parámetros, e incluso aparatos como la bioimpedancia, para determinar la composición corporal, pero ante la falta universal de estos parámetros, el índice de masa corporal mantiene su relevancia, aunque debe ser entendido siempre en el contexto clínico. Cierro paréntesis.

ÍNDICE DE MASA CORPORAL (IMC)	CLASIFICACIÓN
Menor a 18,49	Peso bajo
18,50 a 24,99	Peso normal
25 a 29,99	Sobrepeso
30 a 34,99	Obesidad leve
35 a 39,99	Obesidad media
Mayor a 40	Obesidad mórbida

—Soledad, efectivamente, tomar cola de caballo te ha lesionado los riñones. Esa infusión, tan conocida por su poder diurético, puede hacer que nuestro riñón se vea forzado a eliminar más líquido del que debe y, por tanto, nos genere deshidratación. La noticia positiva es que, revisando todas tus analíticas, veo que, como llevas muy poco tiempo tomándolo, es algo reversible. Estoy casi seguro de que dejando de tomarla ahora podrás recuperar la función de tus riñones.

—Entonces volvería a engordar —protestó Soledad pensando más en sus tobillos hinchados que en su riñón maltrecho.

—No, Soledad. La retención de líquidos a la que te refieres no es grasa; es el agua habitual de nuestro organismo, que se acumula mínimamente durante el día en las zonas declives, principalmente en tus tobillos. Si tomas diuréticos cuando no debes, vas a vivir en un estado de deshidratación muy peligroso. De hecho, en el caso de que lesiones tus riñones irreversiblemente, habrás comprado boletos para la tómbola de una muerte precoz. ¿Es eso lo que quieres?

Sé que cuando hablo así a los pacientes piensan que soy un exagerado, pero creo que la medicina no debe esconder la realidad; los problemas complejos exigen soluciones no tan sencillas. De hecho, puede incluso darse el efecto contrario: bastante difícil es preservar la funcionalidad de nuestros órganos como para lesionarlos por constructos sociales relacionados con la estética.

¿O acaso ser regordete no es algo malo?

La mentira de los *fofisanos*

Hace algunos años se publicitó en los medios de comunicación el concepto de *fofisano*. Y supuso un auténtico desastre sanitario. Con la intención de mitigar el complejo de las personas con obesidad, se consiguió normalizar una enfermedad: el sobrepeso. Sabemos que el impacto que genera la obesidad es tan relevante que incluso la actividad física frecuente e intensa no es capaz de mitigar el riesgo de muerte de aquellos que la padecen.[8]

La cantidad de personas obesas crece cada año en el mundo alcanzando a 1 de cada 8 en 2022 según la OMS. Más grave es el dato acerca del sobrepeso: el 43 por ciento de la población tiene un IMC superior a 25 kg/m^2.

En el cuerpo tenemos dos tipos de grasa: la parda y la blanca.

La grasa parda está presente en los recién nacidos y se pierde, como casi todo lo bueno, a medida que

---

8. Q. Tian *et al.*, «Physical activity, cardiovascular disease, and mortality across obesity levels», en *EPMA Journal*, 20 de enero de 2025, 16(1), pp. 51-65.

crecemos. Su función es protectora, y sobre todo se relaciona con la generación de calor, motivo por el que los animales que hibernan disponen de gran cantidad. En los adultos, los únicos reductos de grasa parda son la base del cuello, el timo y, cómo no, nuestro órgano más vital: el riñón.

Por su parte, la grasa blanca es la reserva energética de nuestro cuerpo, la gasolina de la que tira nuestro organismo cuando lo requiere. En el caso de dietas ricas en grasas y azúcares —y, sobre todo, no acompañadas de ejercicio físico suficiente—, estos nutrientes se acumulan en forma de grasa blanca hasta el punto de ser nocivos. Y lo hacen a muchos niveles, no solo en la barriga cervecera que tanto nos preocupa a los cincuenta, también a nivel interno, de forma que rodea casi todos los órganos (grasa visceral). Ahora sabemos que la presencia de grasa en el corazón, en el riñón o en el hígado, aun aparentando no tener sobrepeso, tiene implicaciones negativas.

La grasa blanca debe comprenderse como un órgano más con funciones propias. Su efecto nocivo comienza con un concepto que debemos conocer: la resistencia a la insulina.[9] La insulina es una hormona que se sintetiza en el páncreas y cuya función es conseguir que la glucosa

9. P. Morigny *et al.*, «Lipid and glucose metabolism in white adipocytes. Pathways, dysfunction and therapeutics», en *Nature Reviews Endocrinol*, mayo de 2021, 17(5), pp. 276-295.

alcance las diferentes células de los músculos, grasa e hígado para generar energía. Cuando tenemos resistencia a la insulina (lo que antes se conocía como *prediabetes*), los órganos se resisten a la acción de la insulina, la glucosa no alcanza las células con tanta facilidad y nuestro páncreas debe hacer esfuerzos por sintetizar más insulina y así evitar la hiperglucemia.

Así que tener grasa blanca es sinónimo de ser diabético, y por ello la pérdida de peso (con ejercicio físico o con una alimentación adecuada) es una medida fundamental para reducir esta resistencia a la insulina. Para saber si estamos en esa situación de riesgo, disponemos de varios parámetros, como los que se enuncian a continuación:

Exceso de adiposidad - resistencia a la insulina
Índice de masa corporal ≥25 kg/m².
Perímetro abdominal ≥88/102 (mujeres/varones).
Glucosa en ayunas ≥100-124 mg/dL o hemoglobina glicada 5,7-6,4 por ciento.
Si disponemos de la medición de insulina, podemos calcular el índice HOMA.

Conocer si estamos en riesgo de presentar resistencia a la insulina (insisto, incluso si no tenemos sobrepeso) es de gran interés, ya que aplicar medidas contra ello nos puede librar de las numerosas consecuencias respiratorias, cardiacas, cerebrales, renales, reproductivas, inmunológicas o incluso tumorales.

Y dentro de esas consecuencias, por supuesto, está el envejecimiento. Estar gordo o tener grasa visceral provoca senescencia, el concepto central que define la juventud de nuestros órganos.[10] Y sí, también nos disminuye el *klotho* hasta formar un terrible círculo vicioso al que se suman la inflamación y la resistencia a la insulina para impactar de lleno en nuestro pronóstico vital.

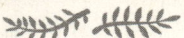

La grasa visceral potencia el envejecimiento, incluso en ausencia de sobrepeso.

Para evitar el desarrollo de las complicaciones propias de esta resistencia a la insulina debemos realizar un balance negativo de calorías. Es la única regla que no falla y que se puede calcular: lo que consumes menos lo que quemas.

10. L. Russo *et al.*, «Treating Metabolic Dysregulation and Senescence by Caloric Restriction. Killing Two Birds with One Stone?», en *Antioxidants*, 16 de junio de 2025, 14(1), p. 99.

El cálculo de la energía que consumimos cada día procede de la suma de toda la actividad física, incluso la que desconocemos. Esta incluye la quema de calorías por nuestro metabolismo basal (tasa metabólica en reposo) y se debe al simple hecho de respirar o pensar. Pese a que nuestras funciones orgánicas pueden alcanzar un balance negativo de 2.000 kcal, esto no es suficiente para compensar el exceso de energía que proviene de la alimentación. Tampoco debemos olvidarnos del NEAT (*non-exercise activity thermogenesis*), que es la cantidad de calorías que quemamos sin hacer ejercicios deportivos como tal, es decir, con nuestras rutinas. Actividades como subir por las escaleras, ir andando o en bicicleta al trabajo o estar de pie mientras ves la televisión pueden hacerte perder hasta el 30 por ciento de las calorías que consumes.

Si esta quema energética fuera suficiente, no habría ninguna persona con resistencia a la insulina en el mundo. Ahora sí, a todo esto hay que añadir ejercicio físico activo para completar el gasto calórico adecuado, que en cada persona es diferente en función de la ingesta que realice. Por ello es importante tener un cierto control sobre las calorías que ofrecemos a nuestro cuerpo procedentes de los alimentos (hay que mirar las etiquetas) y adecuar nuestras pautas físicas a los mismos para conseguir el ansiado balance neutro (o incluso negativo si nuestro objetivo es adelgazar).

En la siguiente tabla se expone una aproximación al

balance energético que supone una determinada actividad y algunos alimentos.

Actividad (en 30 minutos)	Pérdida energética (en kcal)	Alimento (por 100 g)	Ganancia energética (en kcal)
Caminar	100-150	Alcachofa	65
Nadar	180-300	Lechuga	18
Correr	240-400	Manzana	52
Boxeo	300-400	Almendras	620
Montar en bicicleta	300-400	Leche entera	70
Jugar al fútbol	240-340	Chorizo	470
Jugar al tenis	200-300	Jamón cocido	120
Jugar al baloncesto	240-340	Pollo	135
Levantar pesas	100-120	Ternera	180
Entrenamiento funcional	150-330	Dorada	80
Saltar a la comba	300-500	Arroz	350
Ejercicio de alta intensidad	400-600	Garbanzos	360
Bailar	160-220	Cruasán	450
Esquí	300-350	Huevo	160

* Las cifras son aproximadas y dependen de la intensidad del ejercicio.

La oportunidad perdida de Lalachus (y Broncano)

De la defensa de los *fofisanos,* desde hace poco tiempo nos encontramos en el peligroso escenario del «todo vale» si se habla del cuerpo. Todo. ¿Incluso lo que no es saludable? Empieza a parecer que sí...

Soy consciente de lo que voy a decir y no quiero que se malinterprete. La estética es un deplorable problema social que esconde un profundo desconocimiento de quien critica el físico como si eso fuera una elección personal. Sin embargo, reconocer una enfermedad como la obesidad (con estigmas estéticos, sí) jamás debe estar reñido con las aptitudes de una persona.

La gordofobia es violencia; la obesidad es un problema médico. ¿Se imagina alguien estar vetado para un determinado trabajo por tener hipertensión? Claro, lo contrario tampoco es una buena solución. ¿Se imagina alguien no tomar pastillas antihipertensivas rechazando la existencia de las consecuencias de tener la presión elevada? Salvando las distancias, esto ha ocurrido habitualmente con las mujeres: en un intento de empoderarlas (aún recuerdo la campaña del Ministerio de Sanidad «Soy real, soy auténtica»), se ha sucumbido ante una irracionalidad inmanejable. El aspecto físico derivado de una enfermedad no es algo cuestionable; **intentar ocultar detrás de la estética un problema médico es incomprensible.**

74

Pongamos, por ejemplo, el caso de Lalachus y Broncano, a quienes admiro enormemente como humoristas y conductores de programas de entretenimiento. También por el salario que reciben por cada programa, similar al que mis herederos van a recibir por los *royalties* de este libro, espero… (nota para mi editora 😊).

Supongo que todo el mundo recuerda las campanadas de 2025, cuando se produjo el *sorpasso* de audiencia de los dos humoristas de RTVE frente a los presentadores de Antena 3, Cristina Pedroche y Alberto Chicote. Derivado de aquel éxito, y como suele ocurrir con las personalidades que destacan, Lalachus recibió infinidad de insultos completamente injustificados por su sobrepeso. Sin ningún complejo, en el primer espacio del que dispuso (con máxima audiencia, buena campaña también) realizó un alegato del que se derivó el sonado titular: «¿Sabéis lo que tengo gordo?». La presentadora explicó cómo se había sentido frente a los insultos y cómo, pese a ello, había disfrutado de aquella experiencia única.

La ovación fue atronadora.

Y me alegro, porque es lo que corresponde a cualquiera que se atreva a luchar contra el incomprensible estigma estético.

No tiene ninguna justificación criticar a alguien por su aspecto físico; está fuera de toda razón, y más si, como ocurrió en el caso de Lalachus, obedecía a prejuicios sexistas.

Ahora bien, como médico no puedo evitar pensar que se perdió la oportunidad de concienciar sobre la salud. Disponer de un micrófono ante millones de personas y transmitir que la obesidad es únicamente problema estético y una fuente de insultos es un error. Es eso, desde luego, pero también es otras cosas, y estas también afectan a la salud.

La obesidad debe ser interpretada como una enfermedad que precisa de un manejo precoz, intensivo y médico, porque las consecuencias de la misma son, principalmente, una muerte temprana (**en España, hay un fallecimiento cada veinte minutos por esta causa**). Y aquí, como venimos diciendo, ¡lo importante es evitar morirnos!

RECUERDA

- El impacto que genera la obesidad es tan relevante que incluso la actividad física frecuente e intensa no es capaz de mitigar el riesgo de muerte de aquellos que la padecen.
- En el cuerpo tenemos dos tipos de grasa: la parda (función protectora) y la blanca (reserva energética).
- La presencia de grasa en el corazón, en el riñón o en el hígado potencia el envejecimiento, incluso en ausencia de sobrepeso.
- Es importante controlar las calorías que ofrecemos a nuestro cuerpo procedentes de los alimentos y adecuar nuestras pautas físicas a los mismos.

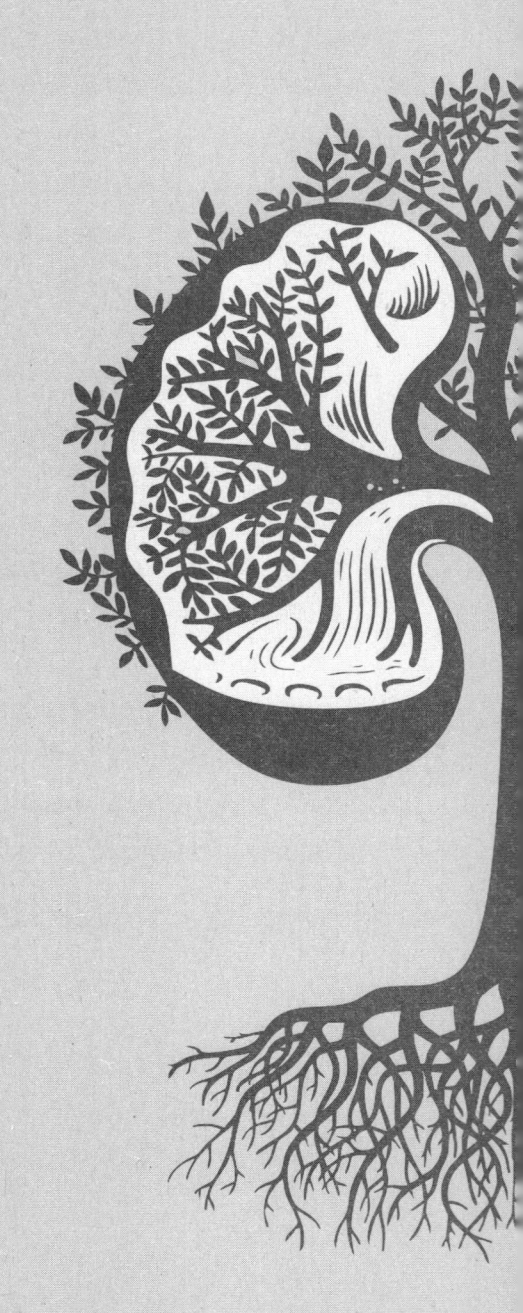

4

El ejercicio de fuerza alarga tus telómeros

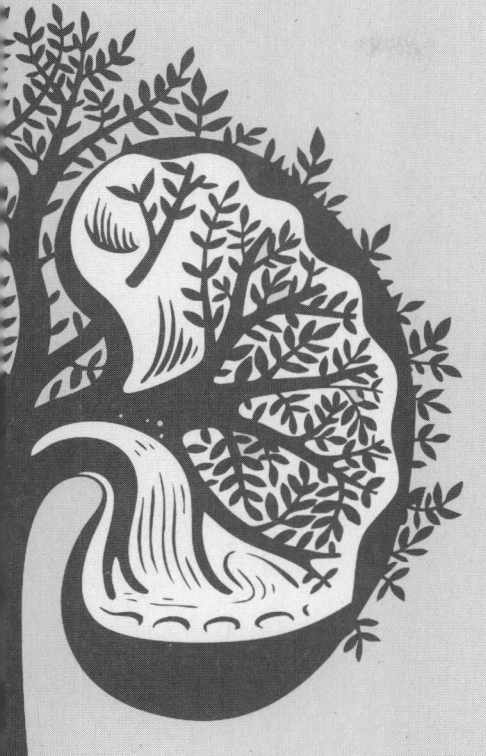

Dos horas y media de ejercicio físico a la semana alargan tu vida cinco años; noventa minutos de ejercicio de fuerza a la semana, otros cuatro años más

Huyendo de la sarcopenia

Los días siguientes a mi *actuación estelar* en Telecinco aumenté los seguidores de mis lánguidas redes sociales como si fuera un *influencer*. Muchos de ellos acudían para preguntar sobre medidas antienvejecimiento y, especialmente, para interesarse por el ejercicio físico, así que profundicé en lo que decía la evidencia científica sobre el tema para establecer unas reglas claras de lo que cada uno tenía que hacer.

—¡Qué guapo ayer en la tele, doctor! —escuché a mi espalda según entraba a mi Unidad de Diálisis.

—No me tomes el pelo, Juan Manuel, que te conozco. —Era uno de mis pacientes más guerrilleros y eso nos había generado una confianza especial.

Lo que yo no sabía era que no iba a ser ni mucho menos el primero de los muchos pacientes, compañeros y familiares que, de una manera u otra, habían podido ver mi comparecencia en la televisión vespertina y se habían interesado por las conexiones de nuestros músculos. Así que aproveché el momento y decidí hacer dos cosas.

La primera fue realizar una exhaustiva revisión de todo lo publicado sobre el papel del músculo en nuestra salud. La segunda, traerlo al campo de la divulgación y dar una charla al grupo de personas que se dializan cada día, durante la propia sesión. Esto último porque, si hay pacientes que desarrollan sarcopenia (pérdida de masa muscular) de manera precoz, son los pacientes con enfermedad renal. Una mezcla de ausencia de *klotho,* inflamación y desnutrición, junto con la falta de ejercicio físico debido a la cantidad de tiempo que consumen en los hospitales, hizo que ellos fueran el primer objetivo de mi estudio.

Para esta segunda propuesta, obtuve el beneplácito para que durante cuatro horas mis pacientes no se pasaran la sesión de diálisis mirando a las Batuecas, sino fortaleciendo sus músculos con sencillos ejercicios. Y para cumplir la primera, elaboré unas recomendaciones fáciles, baratas e inmediatas que todos podemos aplicar cada día.

Los cromosomas esconden la velocidad a la que envejecemos

La genética es la parte de la medicina que más se ha desarrollado en los últimos años en lo que al diagnóstico se refiere. Cada mes se describen nuevas mutaciones que se relacionan con enfermedades y que antes pasaban inadvertidas. Esto exige comprender cómo funcionan nuestros cromosomas, la clave de todo lo que nos ocurre.

En los cromosomas está el código —cada vez menos— secreto detrás del que se esconde la información que nos conforma como seres humanos. Todas nuestras células tienen 23 pares de cromosomas, unas estructuras enrolladas sobre sí mismas que, si estiráramos, ocuparían unos cinco centímetros (que, si multiplicamos por 36 billones de células que tenemos, da una cantidad astronómica). Las alteraciones de los cromosomas conducirán a enfermedades a lo largo de nuestra vida, y el envejecimiento no es una excepción.

La estructura de los cromosomas incluye diferentes regiones con múltiples funciones. A lo largo de nuestra vida, hay una zona que va adquiriendo importancia y que se denomina *telómero*. Dicha región **se va acortando a medida que transcurre nuestra existencia (desde los veinte años) y su principal función es proteger nuestros cromosomas.**

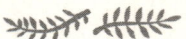

Cuando los telómeros se acortan
y pierden su función, los cromosomas
se deterioran, las células dejan
de reproducirse y nos encaminamos
hacia la senectud.

Con la duda de si podría existir alguna medida que pudiera evitar que nuestros telómeros se acortasen, me sumergí en PubMed, la base de datos global que contiene todos los artículos científicos publicados y cuya consulta es gratuita.

La primera conclusión que obtuve fue entender que, para evitar que nuestros telómeros se acorten, tenemos que hacer cambios en nuestros hábitos. A pesar de que la mayor parte de los estudios de intervención se han realizado en pacientes con enfermedades de base (normalmente con cáncer, puesto que existe una relación muy evidente entre ambos factores), las conclusiones son extrapolables a la población general. Todo lo que es bueno para evitar que una enfermedad avance también lo es para prevenir su aparición, y la preservación de los telómeros no es una excepción.

Dentro de las medidas que se han postulado, destacan la realización de ejercicio físico, ingerir una dieta saludable, disminuir el estrés y la interacción social.[11]

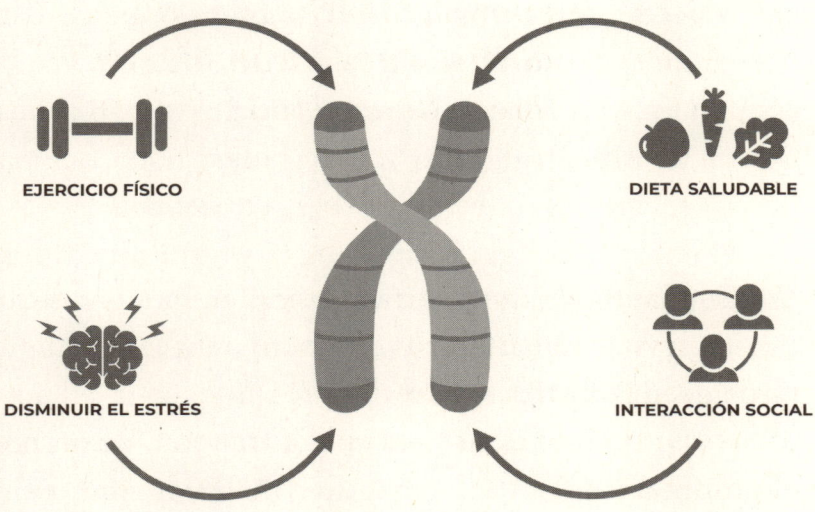

EJERCICIO FÍSICO

DIETA SALUDABLE

DISMINUIR EL ESTRÉS

INTERACCIÓN SOCIAL

Pero para evitar generalizar y simplificar en exceso, vamos a desarrollar algunas actuaciones sencillas que podemos realizar cada día para preservar nuestros telómeros, esa porción final de los cromosomas con funciones antienvejecimiento.

11. D. Ornish *et al.*, «Effect of comprehensive lifestyle changes on telomerase activity and telomere length in men with biopsy-proven low-risk prostate cancer. 5-year follow-up of a descriptive pilot study», en *The Lancet Oncology*, octubre de 2013, 14(11), pp. 1112-1120.

El ejercicio físico que te aumenta la vida

La obsesión por los gimnasios que nos entra cada 1 de enero decae, como mucho, para el Blue Monday. Este tercer lunes de enero, el día más triste del año, vemos cómo nuestros propósitos para el año nuevo han chocado con nuestras realidades y, por si fuera poco, además han impactado en nuestras cuentas corrientes.

—Señor Quiroga, tenemos una oferta única para usted —me dijo una simpática teleoperadora que se escondía tras aquella llamada de *spam* a las cuatro de la tarde de un sábado.

—¿De qué se trata? —respondí tratando de no perder los nervios por lo intempestivo de la comunicación.

—Si renueva en el gimnasio por los siguientes seis meses, le haremos un 20 por ciento de descuento. Además, hemos incorporado nueva tecnología con la que podremos analizarle la composición corporal y el consumo de calorías en cada sesión.

—¿Tienen una máquina de bioimpedancia?

—Sí, gratuita siempre que quiera.

Me quedé pensando. Hacía dos años que no caía en la oferta anual del gimnasio, pero esta vez la posibilidad de medir mi masa muscular me puso en la antesala de aceptar este nuevo reto.

—Sobre todo, estoy interesado en hacer ejercicio de fuerza —le respondí—, por aquello de los telómeros.

—Sí sí, claro —me contestó centrándose en la primera parte de mi respuesta—. Disponemos de clases específicas de musculación. ¿Cuento con usted entonces?

A finales del año anterior me había llegado por las redes sociales una alerta sobre la publicación de uno de los estudios más importantes sobre longevidad y ejercicio físico. El disruptivo análisis, con un diseño muy adecuado y metodológicamente muy convincente, mostraba que:

Hacer ejercicio cardiovascular (correr, bicicleta, nadar) es importante, pero lo que más protege nuestros telómeros es el ejercicio de fuerza.

Ese artículo concluía que noventa minutos de contracción muscular a la semana (trece minutos al día) se asocia a una mejoría en la supervivencia de casi cuatro años.[12]

12. L. A. Tucker y C. J. Bates, «Telomere Length and Biological Aging. The Role of Strength Training in 4814 US Men and Women», en *Biology*, 30 de octubre de 2024, 13(11), p. 883.

Con esta idea en la cabeza, acepté la oferta del gimnasio y me propuse hacer dos sesiones de cuarenta y cinco minutos cada semana, que añadía a las dos horas de tenis que practicaba de manera habitual. Y como para mí hacer deporte debe tener siempre un fin competitivo para no dejarlo, me propuse realizarme una bioimpedancia para comprobar los avances en mi masa muscular cada mes. Es verdad que los telómeros no me los podría medir, pero ver cómo mis músculos aumentaban de peso ya sería un aliciente.

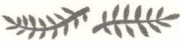

Trece minutos de ejercicio de fuerza al día alargan tu vida cuatro años.

¿Cómo potenciar mi masa muscular?

En la primera medición de masa muscular, a mediados de febrero, me dieron ganas de dejar el sacrificio que suponía acudir dos veces por semana a comparar mis escuálidos bíceps con los fornidos frecuentadores del gimnasio.

—No he ganado apenas nada —le dije al monitor como antesala de un abandono precoz.

—Normal. Para ganar masa muscular tienes que conseguir levantar más peso, el suficiente como para que tus fibras musculares se rompan y consecuentemente se genere hipertrofia (aumento de volumen). El mejor ejercicio de fuerza es repetir al límite de peso y hasta el fallo, hasta que no puedas más porque tu músculo ha claudicado. De todos modos, Borja, ¿tú no querías hacer ejercicio por el rollo ese de los telómeros que me contaste? —me comentó con sorna.

—Sí, bueno, y también para estilizarme un poco. Los telómeros no los puedo medir, pero sí puedo mirarme al espejo —respondí sonriendo.

Y es que, efectivamente, nada tiene que ver ser un musculitos con frenar el acortamiento de los telómeros. Es la constancia la que consigue que estos se mantengan.

—¿Y has probado la creatina?

Recomendaciones para el consumo de creatina	Efectos sobre nuestro organismo
• Inicio con ~0,3 g/kg/día durante 3 días, seguido de dosis 3-5 g/día. • El efecto se comienza a notar entre dos y cuatro semanas tras el inicio. • Evitar su ingesta con café y bebidas alcohólicas.	• La creatina es segura a todos los niveles, incluyendo el renal. • No produce retención de líquidos. • Puede producir inicialmente molestias gástricas y calambres.

Me quedé pensando durante la siguiente semana sobre los suplementos de gimnasio y lo demonizados que han estado siempre, y empecé a buscar información hasta que me topé con las guías de práctica clínica de la Sociedad Internacional de Nutrición Deportiva. No me hizo falta mucho tiempo para encontrar su tajante postura sobre la suplementación de creatina (que data de 2007, actualizada en 2017).[13] La suplementación de creatina monohidratada (y con el sello CREAPURE®) no solo es segura, sino que además es recomendable por su repercusión sobre la generación de músculo y la recuperación posterior, así como por otros efectos incluso sobre el deterioro cognitivo y otros órganos.

Las mioquinas y el poder sanador del músculo

Los músculos son órganos con un funcionamiento independiente y no tienen como única función mover nuestras estructuras. Ahora sabemos que funcionan como órganos endocrinos con capacidad para secretar sustancias beneficiosas y perjudiciales denominadas *mioquinas*.

---

13. R. B. Kreider *et al.*, «International Society of Sports Nutrition position stand. Safety and efficacy of creatine supplementation in exercise, sport, and medicine», en *Journal of the International Society of Sports Nutrition*, junio de 2017, n.º 13, pp. 14-18.

Podríamos incluso afirmar que son uno de los termómetros de nuestra salud.

El interés de los nefrólogos por el músculo radica en que la enfermedad renal crónica, como enfermedad inflamatoria y asociada a un sedentarismo importante, genera mucha sarcopenia. De hecho, los pacientes que precisan diálisis porque sus riñones no funcionan tienen una pérdida de masa muscular muy grave.

Hace unos años, junto a mi amigo y líder mundial de la cardionefrología Javier Díez, pude profundizar en las conexiones existentes entre el músculo y otros órganos (incluyendo el riñón).[14] Tras una búsqueda de los estudios publicados en relación con el eje músculo-riñón-corazón, pude obtener dos conclusiones muy claras:

1. **El balance miostatina / irisina es básico para evitar complicaciones cardiacas y renales irreversibles.** Dentro de las mioquinas (también denominadas *exerquinas*), la miostatina se sintetiza en respuesta a una baja actividad física, lo que impacta en la función del eje cardiorrenal. Por el contrario, la irisina es una mioquina protectora y aumenta sus niveles cuando tenemos los músculos activos.

14. B. Quiroga y J. Díez, «The kidney-skeletal muscle-heart axis in chronic kidney disease. Implications for myokines», en *Nephrol Dial Transplant,* 4 de febrero de 2025, 40(2), pp. 255-263.

2. Se confirma una segunda vía para explicar el beneficio del ejercicio físico de fuerza, más allá de la protección de los telómeros.

Y es que **hacer ejercicio físico genera un beneficio directo sobre el corazón y el riñón,** pero no es lo mismo hacer cardio que hacer pesas. Ambos se complementan y son importantes. De hecho, impactan de manera diferente en nuestra salud y en nuestra longevidad. ¡Ah! Y **en los niveles de *klotho*, ya que se ha demostrado que la combinación de ambos tipos de ejercicio los aumenta más que cada uno por separado.**

	Ejercicio de fuerza	Ejercicio cardiovascular
Recomendación semanal	90 minutos	150 minutos de actividad moderada o 75 de actividad vigorosa

Por cierto, un último apunte para desmentir un mito. Si el objetivo de tu ejercicio es quemar grasa, el ejercicio de fuerza genera una pérdida energética más duradera en el tiempo que el cardiovascular, ya que perpetúa este efecto incluso en reposo.

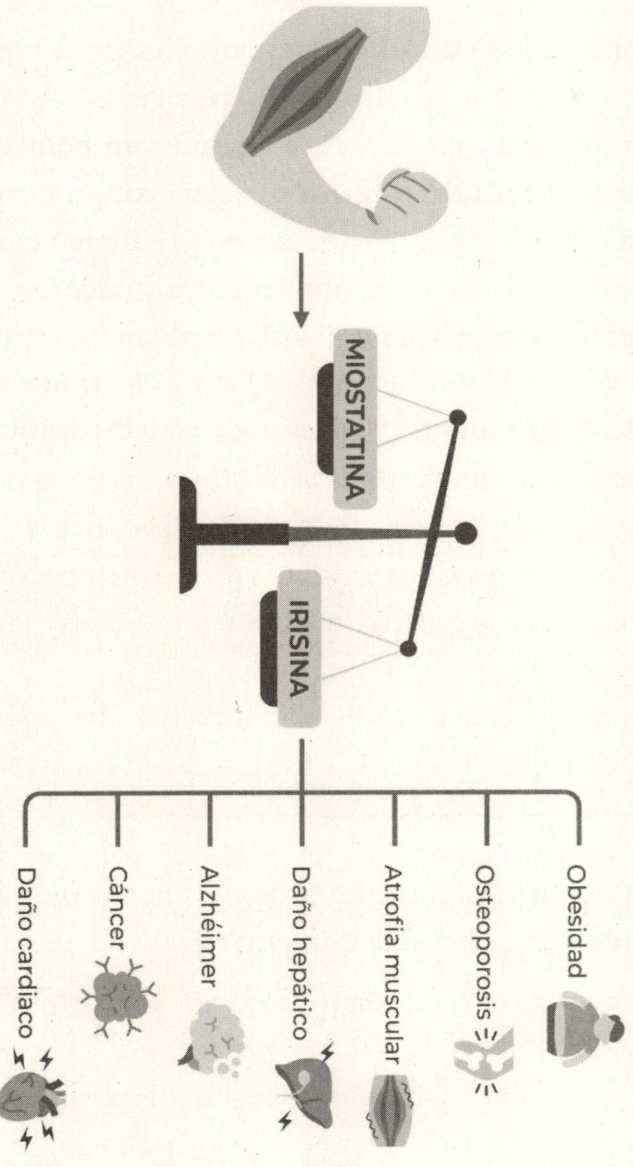

POSIBLES BENEFICIOS DE LA GENERACIÓN DE IRISINA

Y después del ejercicio, ¿qué?

Desde 2021, coincidiendo con el segundo jueves del mes de marzo, se realiza en Madrid la Carrera del Día Mundial del Riñón. Aunque no tiene tanto éxito como la Carrera del Cuerpo de Bomberos (que pongo como ejemplo por coincidir en el tiempo con la nuestra, no por el fenotipo de los participantes), cada año tiene más aceptación. Y eso que casi siempre hace muy mal tiempo.

En la de 2025 yo estaba saliente de guardia, así que recorrer esos cinco kilómetros me costaría un poco más de lo habitual. Atendiendo a la organización, debía llegar media hora antes de la salida, así que me organicé con mis compañeros para salir del hospital disfrazado de *runner* y así ahorrar tiempo.

Como era habitual en cada edición, diluviaba. Según me acercaba al parque Juan Carlos I, sede de la carrera, la lluvia se tornaba en granizo y mis ganas de participar en el evento caían en picado.

«Piensa en tus pacientes en diálisis», me recordaba.

Y allí llegué, empapado hasta las cejas y en pantalones cortos. Cero grados con lluvia, ¿qué más se puede pedir?

Me refugié en la carpa para participantes mientras un voluntarioso DJ nos jaleaba y recordaba algunas pautas para evitar males mayores. Una de las que me dejó pensativo fue el calentamiento. Ese que nos había hecho llegar con antelación a la gélida carrera y ahora nos estaba dejando completamente calados.

Echando la vista atrás, me di cuenta de que yo jamás estiro antes de empezar una actividad física. De hecho, hacía no mucho recordaba haber leído un artículo sobre los estiramientos y su beneficio, así que, tras la carrera, que terminé de forma exitosa, revisé **la utilidad real del calentamiento**, que he resumido en cuatro pilares:[15]

1. El estiramiento estático clásico no previene lesiones.
2. Cuando realizamos un ejercicio dinámico, el estiramiento debe ir encaminado a activar los músculos que vamos a ejercitar, pero con baja intensidad.
3. Los estiramientos estáticos son contraproducentes, pues disminuyen la capacidad de contracción muscular y no aumentan la temperatura, objetivo principal del calentamiento.
4. Aunque se debe individualizar en función del ejercicio que se va a realizar, el calentamiento debe rondar los quince minutos.

---

15. S. Liu *et al.*, «Role of irisin in physiology and pathology», *en Front Endocrinol*, 26 de septiembre de 2022, n.º 13, pp. 962-968.

¿Estiramiento dinámico? Sí, toma nota

Por poner en contexto ambos tipos de estiramientos, podríamos decir que el estático es el que realizamos al acabar un ejercicio y tiene por objetivo mejorar la flexibilidad. Consiste en estirar un músculo, dejándolo en tensión durante unos segundos, sin ningún tipo de movimiento adicional ni de rebote.

Un ejemplo sería estirar el cuádriceps después de una carrera. Para ello, nos mantenemos de pie y, mientras nos apoyamos con una mano en la pared, usamos la otra para sujetar el pie contrario que está flexionado intentando alcanzar los glúteos.

Siguiendo con el ejemplo de salir a correr, un ejercicio dinámico tendría por objetivo movilizar los músculos que vamos a usar posteriormente, realizando movimientos de baja intensidad con el objetivo de alcanzar una temperatura que evite lesiones.

Cualquiera que haya jugado al fútbol sabrá lo tedioso que es calentar la banda para salir a jugar unos minutos en la segunda parte con el partido resuelto. Yo, como era muy malo con los pies, sé de lo que hablo, pero pese a que sabía que mi presencia en el campo no iba a cambiar el resultado final (para bien o para mal), nunca dejé de hacer una rutina que consiguió impedir que sufriera una lesión. Aunque lo ideal sería calentar durante unos 20 o 30 minutos, un buen calentamiento de 10 minutos que incluya los siguientes ejercicios sería suficiente:

1. Trotar hacia delante y hacia atrás a ritmo bajo: 1 minuto
2. Rotación de rodillas y tobillos: 2 minuto
3. Correr hacia delante y hacia atrás a ritmo medio: 1 minuto
4. Desplazamientos laterales a derecha e izquierda: 2 minutos
5. Patadas altas con ambas piernas hasta la cintura: 30 segundos
6. Movimiento circular de brazos hacia delante y hacia atrás: 1 minuto
7. Saltos con patada hacia los glúteos sin desplazamiento: 30 segundos
8. Elevación de rodillas en el sitio: 30 segundos
9. Sentadillas: 1 minuto
10. Sprint: 30 segundos

*El calentamiento óptimo
debe consistir en estiramientos dinámicos
durante quince minutos antes
de empezar el ejercicio.*

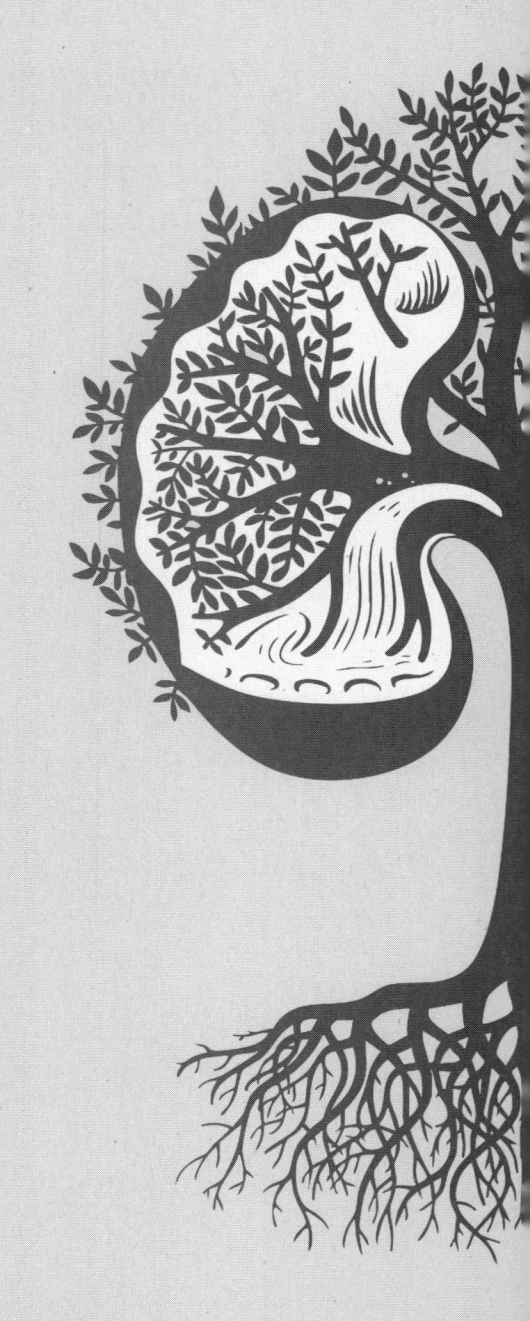

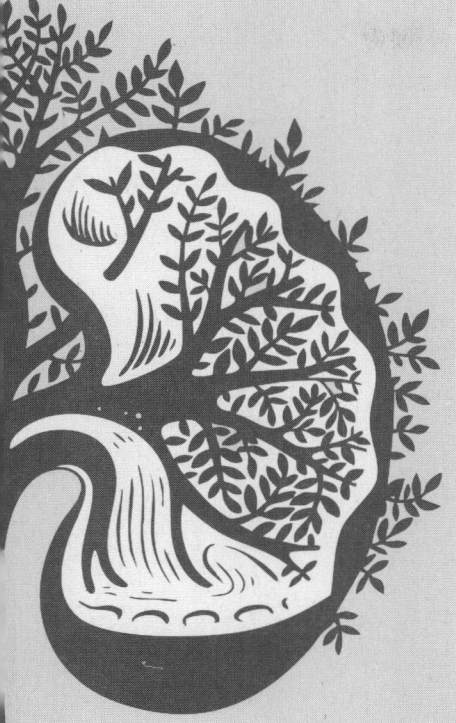

5

¡¡Me estás estresando!!

*Cambia estar sentado
más de diez horas
por caminar 8.000 pasos
y vive entre dos y cinco años más*

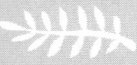

Cuatro años que fueron ocho

—Cuando era *resi* —risitas de mis nefrólogos en formación asumiendo que se viene historia de los tiempos de
María Castaña—, ¡no os riais que no hace tanto!

    —No se libraban las guardias, ¿verdad? —me res-
ponde el más graciosillo recordando una historia que
ya ha oído.

    —Sí, efectivamente, no se libraban, por eso sé más
medicina que vosotros. Es una cuestión de tiempo, yo
pasaba más con los pacientes y por eso sé más —le digo
con sorna intentando picarles mientras me río.

    Los derechos de los médicos han avanzado —poco,
si soy sincero, pero algo en los últimos años—. A veces

me sorprendo cuando comento en círculos no médicos lo que es una guardia y, sobre todo, lo que dura. Cuando un médico tiene una guardia en un hospital, normalmente esto supone que entra a trabajar a las ocho de la mañana y sale a las ocho de la mañana del día siguiente. ¿Implica esto que trabaja sin parar veinticuatro horas? Con sinceridad, esta pregunta no tiene una respuesta inequívoca, pero muchas veces no dormimos ni un solo minuto en veinticuatro horas mientras atendemos a nuestros pacientes. Otras veces, sí. Por eso se llama guardia: estás para lo que surja.

Tras desarrollar una jornada de este calibre, la siguiente pregunta es: ¿y luego no trabajáis en cuántos días? Sonrío explicando que a la mañana siguiente, a las ocho en punto, comienza una nueva jornada laboral. Es decir, apenas veinticuatro horas para recuperarte y reordenar tu vida tras una noche sin dormir. ¡Y esto es ahora que tenemos derecho a librar la guardia!

Cuando yo era residente (y de esto hace poco), al acabar la guardia, nos quedábamos también la jornada laboral que correspondía, o sea, hasta las tres de la tarde, sumando unas increíbles treinta y seis horas seguidas trabajando. Fuera buena la guardia o no. Durmieras o no. Una barbaridad que solo con perspectiva, saliendo de esa rueda de esclavitud, se puede entender. Pero a mí me sirve para chinchar a mis residentes y sacarles el máximo provecho.

—También te hiciste más viejo, aunque supieras más.

Pensé en aquella frase, en mi *klotho,* y asentí para mis adentros. Sin querer ser un sociólogo que no soy, no tengo dudas de cómo ha cambiado la mentalidad de los médicos internos residentes (MIR) desde que yo acabé mi periodo de formación, allá por 2014. Dudo de si para bien o para mal.

En mi cabeza, durante la residencia, solo tenía como objetivo pasar tiempo en el hospital, lo que evidentemente me generó un distanciamiento con amigos y familia y limitó considerablemente mis horas de descanso. Ese sacrificio no fue en vano y las horas en el servicio de Nefrología tuvieron como consecuencia una mejor formación tanto clínica como investigadora.

Pero algo se me pasó inadvertido: **vivía estresado de forma crónica.** Hacía cinco o seis guardias al mes, no libraba al día siguiente, sumando jornadas maratonianas de treinta y seis horas sin poder descansar. La semana más tranquila (en la que tenía cómo mínimo una guardia) trabajaba cincuenta y nueve horas. Y todo esto sin pensar: era lo que tocaba y así lo sentía.

Ahora, con la perspectiva irreversible en la que me encuentro, reconozco que no solo era una locura semejante ritmo de vida, sino que, como decían mis residentes, envejecí con más rapidez. Mi residencia duró cuatro años cronológicos, pero en el fondo siento que dejé escapar más bien ocho.

Es fácil decirlo tanto tiempo después, pero no lo repetiría. Y no solo por el estrés, que impacta en la salud por sí mismo, sino también por lo que lleva aparejado: mala higiene del sueño, alimentación defectuosa y falta de tiempo para realizar ejercicio físico. Demasiado tarde para darme cuenta de que **mi *klotho*, ahora en cero, era más importante que mi trabajo.**

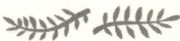

Tres de cada diez personas en España
tienen estrés crónico.

Conociendo la hormona del estrés

Vivir tranquilos nos alarga la vida. Tener el cortisol bajo nos hace envejecer más despacio. No me refiero a un pico de estrés por una acumulación de tareas puntual, sino a tener un nivel basal de cosas pendientes que no te permite pensar en otra cosa.

La hormona del estrés es el cortisol. Se sintetiza en las glándulas suprarrenales ante una amenaza, origina una respuesta beneficiosa y, en condiciones normales, adapta la presión arterial, el azúcar en sangre, aumenta la concentración y regula el sistema inmunológico para conseguir una energía extra que nos permita enfrentarnos al peligro. Perpetuado en el tiempo, el estrés crónico daña nuestro organismo porque provoca que las funciones adaptativas se conviertan en peligrosas. Existen dos enfermedades propiamente dichas relacionadas con el cortisol: cuando se fabrica por exceso, se denomina *enfermedad de Cushing*, y cuando lo hace por defecto, *enfermedad de Addison* (ver p. 106).

—Así que por eso odio las guardias de veinticuatro horas, en las que estás expuesto a una situación crítica o a un inoportuno despertar en los pocos descansos que podemos tener —me respondió el más vago (o quizá el más inteligente) de mis residentes.

—Pues ni por esas te libras. Y a ti que te gustan mucho los artículos científicos te voy a contar el último que he leído sobre el estrés agudo.

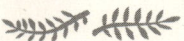

***Parece haberse convertido
en un auténtico lujo,
pero sí, vivir tranquilos nos alarga la vida.***

El envejecimiento se puede medir a través de numerosos desarrollos científicos que se engloban bajo el término *relojes biológicos*. Estas herramientas vitales,

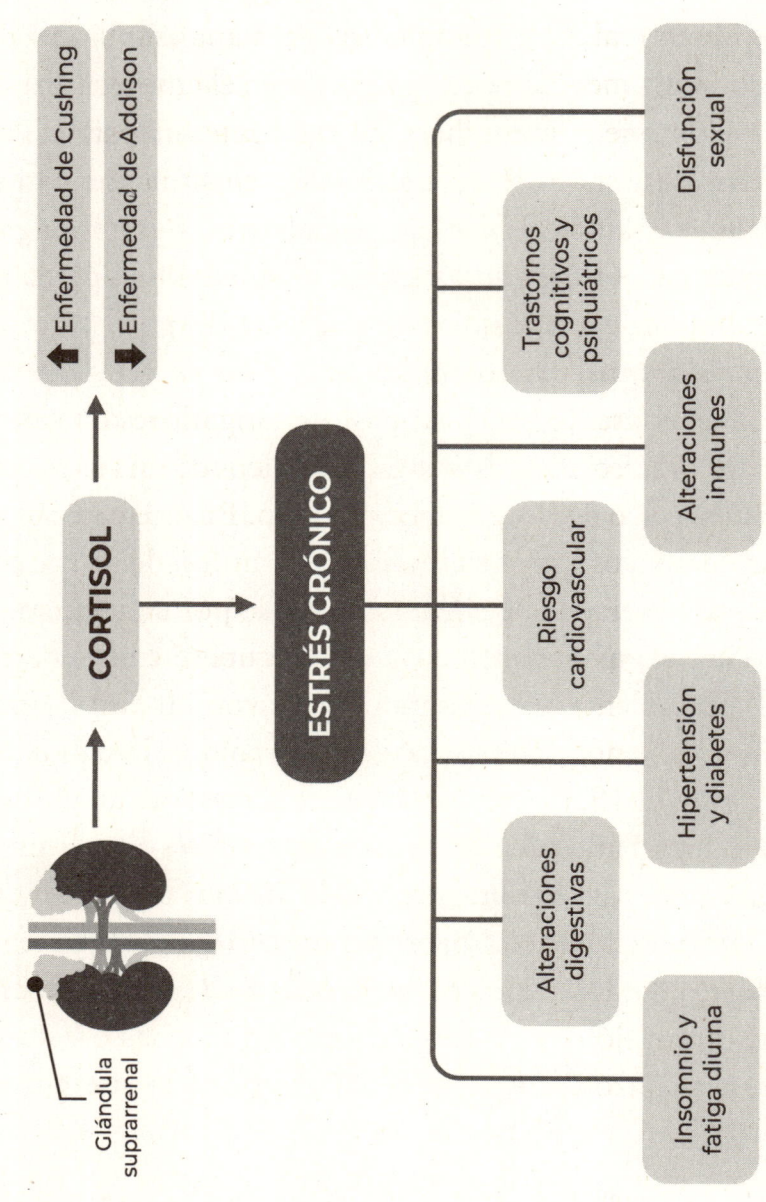

muchas de ellas basadas en la inteligencia artificial, nos permiten realizar experimentos para analizar si una determinada medida puede impactar en el envejecimiento.

Como le comentaba a mi residente, un estudio reciente ha testado el envejecimiento en situaciones cotidianas para demostrar que una cirugía traumatológica aguda genera un aceleramiento en la edad biológica inmediato que se recupera una semana después (siempre que esta transcurra bien).

No contentos con esto, los investigadores quisieron probar el efecto en los relojes biológicos de una situación natural pero estresante: el embarazo. En este caso, a pesar de que los cambios fueron más sutiles, de nuevo pudieron observar que el estrés inducido por una gestación aceleró el envejecimiento, que se recuperó tras el parto.

Finalmente, en el estudio evaluaron un desgraciado evento que nos pilló a todos desprevenidos: la pandemia de la covid-19. En concreto, los investigadores analizaron los relojes biológicos de los pacientes críticos que requirieron ingresos en Unidades de Cuidados Intensivos. Aunque la recuperación de los pacientes mejoró el envejecimiento medido por los relojes biológicos, esta situación de estrés máximo dejó daños irreversibles y en muchas ocasiones no se alcanzó la situación basal anterior a la infección.[16]

16. J. R. Poganik *et al.*, «Biological age is increased by stress and restored upon recovery», *Cell Metabolism*, 2 de mayo de 2023, 35(5), pp. 807-820.e5.

*El embarazo envejece
de manera reversible,
pero se recupera la normalidad
tras el parto.*

Por si esto fuera poco, el círculo se ha cerrado con la publicación de un increíble estudio en *Nature* que ofrece las evidencias de que **la sobreproducción de *klotho* actúa como un antidepresivo.**[17] Incluso, los investigadores postulan que el exceso de estrés impacta en los niveles de *klotho* como un círculo vicioso que promueve una mala respuesta al propio estrés. Extrapolando estos resultados a lo que ya sabemos de nuestra querida proteína antienvejecimiento, podríamos decir que una ejecutiva estresada de forma permanente, que no tiene tiempo para comer ni para hacer ejercicio y que no sabe cómo están sus riñones, tiene el *klotho* tan bajo que probablemente morirá antes de haberse jubilado.

---

17. H. J. Wu *et al.*, «Life extension factor klotho regulates behavioral responses to stress via modulation of GluN2B function in the nucleus accumbens», en *Neuropsychopharmacology,* agosto de 2022, 47(9), pp. 1710-1720.

Y encima no levantas el culo del asiento

Si algo tienen de bueno las guardias es que equivalen a ir a hacer deporte. Los lentos ascensores de los hospitales, cargados de pacientes, y la necesidad de correr en determinadas urgencias hacen que pasemos la mayor parte del tiempo de pie. Todo lo contrario a lo que ocurre cuando pasamos consulta, aunque igual que pasaba con el metabolismo, ahí la clave es mentalizarse sobre el NEAT, que en este caso implica levantarse para ir a llamar al paciente y así hacer una sentadilla extra, o dejar la impresora menos a mano y que esto nos obligue a movernos.

El sedentarismo es uno de los males del siglo XXI. Preferir el sofá a hacer una ruta por el campo es sinónimo de enfermedad. Las videoconsolas, el acceso a la tecnología de la inmediatez y la programación atractiva de la televisión 24/7 ya han repercutido en la salud de nuestros adolescentes. Un 80 por ciento de los menores de dieciséis años no alcanzan el objetivo saludable de ejercicio físico, y hasta un 15 por ciento tienen inactividad absoluta. Esto se traduce en pésimos resultados de salud. Nuestros jóvenes son (ahora) y serán (siempre) más obesos, tendrán más resistencia a la insulina y diabetes, tendrán más enfermedades del corazón e incluso desarrollarán con más facilidad trastornos ansioso-depresivos.

La OMS recomienda sesenta minutos de ejercicio físico diario para los adolescentes.

Y quizá todo debería empezar por dar ejemplo. A este respecto me ha encantado leer una sencilla publicación muy reciente en la que se estima cuánto tiempo podemos estar sentados para que nuestra salud no se deteriore.[18]

El estudio está basado en el análisis de casi 90.000 individuos sanos que portaron durante una semana un acelerómetro. La media de tiempo que las personas incluidas (de 62 años de media, es decir, laboralmente activos) pasaban sentadas fue de más de nueve horas al día; un dato muy llamativo por exagerado. Los resultados, muy contundentes.

¿La alternativa para el riesgo de permanecer sentados? El ejercicio posterior. Caminar entre 8.000 y 10.000 pasos al día o reducir treinta minutos el tiempo que pasamos sentados atenúa el riesgo de sufrir dolencias,

---

18. E. Ajufo *et al.*, «Accelerometer-Measured Sedentary Behavior and Risk of Future Cardiovascular Disease», en *Journal of the American College of Cardiology*, 11 de febrero de 2025, 85(5), pp. 473-486.

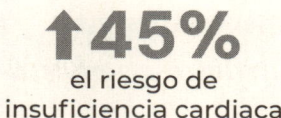

↑**45%**
el riesgo de
insuficiencia cardiaca

↑**11%**
el riesgo
de arritmias

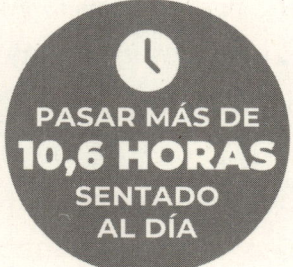

PASAR MÁS DE
10,6 HORAS
SENTADO
AL DÍA

↑**15%**
el riesgo de
infarto de
miocardio

↑**62%**
el riesgo
de mortalidad

y por tanto compensa en cierta medida ese riesgo de los tediosos trabajos de oficina.

Ser machista no es científico

En la necesaria era de las políticas a favor de igualdad entre hombres y mujeres nos encontramos con algunas personas que confunden la velocidad con el tocino. Me refiero en concreto a la medicina de género. Aunque se trata de una corriente bastante reciente, era una necesidad imperiosa en la ciencia.

Consiste en comprender que **los hombres y las muje-**

res somos biológicamente diferentes, y por ello podemos manifestar enfermedades o respuestas a determinados tratamientos de manera desigual. Siempre me había llamado la atención, por ejemplo, que la mayoría de los fármacos no se ajustasen al tamaño corporal de las personas. ¿Es lo mismo un gramo de paracetamol en un levantador de pesas que en una ancianita de noventa años? No lo creo. Como tampoco lo es intentar igualar a hombres y a mujeres en la medicina.

Aunque queda mucho por recorrer, algunos pasos ya han empezado a darse. Un ejemplo muy ilustrativo es la obligación que imponen las revistas científicas a la hora de reportar los resultados de los ensayos clínicos incidiendo en la necesidad de explicar por separado los hallazgos en función del sexo. ¿Acaso no hay fármacos que han demostrado un mayor beneficio en mujeres o hombres frente al otro sexo? Sí, los hay. Igual que hay enfermedades que padecen más unos que otros. El estrés es una de ellas. Y la respuesta al estrés también es distinta.

En primer lugar, **las mujeres sufren estrés con más frecuencia** (aunque quizá existe un sesgo en ese dato, puesto que los hombres acuden a consulta con menos asiduidad; sienten más vergüenza ante un diagnóstico que involucre las emociones y rechazan el estudio). En segundo lugar, **las diferentes respuestas frente al estrés se producen tras la adolescencia, es decir, claramente hay**

una influencia de las hormonas (que, como sabemos, son radicalmente diferentes en ambos sexos en la edad adulta).

Pero volvamos a la ciencia. Un estudio realizado con ratones ha dado la clave sobre las diferencias de género.[19] Unos investigadores de California, encabezados por el doctor Emily C. Wright, analizaron la respuesta al estrés en ratones adultos. Expusieron a ratones de ambos sexos a un congénere más agresivo y valoraron cómo machos y hembras evitaban nuevos contactos potencialmente estresantes.

La primera conclusión fue que durante la adolescencia ratonil no había diferencias en cuanto a evitar ulteriores contactos con ratones desconocidos; sin embargo, durante la edad adulta claramente las mujeres reaccionaban con un exceso de estrés. Parecía, pues, que el desarrollo hormonal que ocurre tras la adolescencia daría la clave. ¿Qué se les ocurrió a los investigadores para probar su hipótesis? Eliminar la testosterona de los ratones macho y así comprobar que el efecto estresante de una presencia no deseada volvía a ser igual que en las hembras (como si no hubieran tenido la edad del pavo; antes del pico de testosterona).

19. E. C. Wright *et al.*, «Sexual differentiation of neural mechanisms of stress sensitivity during puberty», en *Proceedings of the National Academy of Sciences*, 24 de octubre de 2023, 120(43), e2306475120.

Los estudiosos del método científico saben que eso no es suficiente para demostrar una hipótesis. Faltaba un experimento más, y estos ilustres investigadores ya lo habían previsto. Colocaron un dispositivo que liberaba testosterona, tanto a machos como a hembras, y volvieron a enfrentar a los ratones a la situación de estrés. ¿Resultado? El esperado: no hubo diferencias, ambos sexos respondieron por igual al estímulo estresante. La testosterona era la responsable de una respuesta más favorable ante un ratón agresivo y desconocido. Y por si esto fuera poco, el estudio se redondea viendo la actividad de la amígdala, la región cerebral que se activa ante un peligro.

Efectivamente, cuando había testosterona de por medio (natural o administrada), esta zona se activaba menos que en ausencia de la misma. Esto confirmaba todas las hipótesis planteadas y concluía que las hembras respondían de forma diferente (peor o quizá más evitativa) ante el estrés.

La conclusión práctica de este estudio, que concuerda con los datos de los que disponemos en vida real, es que una mujer estresada puede canalizar peor las emociones y, por tanto, ser más propensa a padecer las consecuencias del estrés. Reconocer nuestros propios límites e identificar señales de peligro es una labor diaria que todos debemos hacer con nosotros mismos y con la gente que nos rodea, teniendo especial empatía por el género femenino.

Este estudio es un ejemplo de lo que me pasa habitualmente en mi nueva faceta divulgadora. Cuando explico algunos artículos en mis redes sociales, entre los criticadores profesionales siempre hay algunos que me responden con la misma retahíla: «Estudios hay muchos», a lo que replico que sí, pero no con la misma calidad científica; y esa es la labor de los divulgadores: encontrar el mejor estudio para sacar la conclusión más cercana a la verdad.

No vivas feliz, florece

Como concepto etéreo, la felicidad es muy complicada de medir. También algo fluctuante, aguda, inestable. Y los científicos necesitamos variables que puedan cuantificarse para hacer estudios. A este respecto, hace muy pocos meses se ha publicado un estudio muy original que ha pretendido objetivar las razones que nos hacen sentir prósperos o florecientes (es difícil traducir el concepto *flourishing*), como término más completo (y complejo) que la mera felicidad.[20] Me explico. *Florecer* haría referencia a sentir que todos los aspectos de tu vida son buenos, a estar a gusto contigo mismo y con tu entorno.

El Global Flourishing Study, que incluyó a más de 200.000 personas de veintidós países (incluyendo Es-

---

20. T. J. VanderWeele *et al.*, «The Global Flourishing Study. Study Profile and Initial Results on Flourishing», en *Nature Mental Health*, 2025, 3(6), pp. 636-653.

paña) con edades, hábitos, trabajos y creencias de todo tipo, basó su metodología en preguntar a los participantes lo siguiente:

Dominio	Pregunta/declaración
Felicidad	¿Cómo de satisfecho está con su vida?
Felicidad	¿Cada cuánto siente que es infeliz?
Salud	¿Cómo califica su salud física?
Salud	¿Cómo califica su salud mental?
Significado	¿Hasta qué punto cree que las cosas que hace en su vida merecen la pena?
Significado	Entiendo el propósito de mi vida.
Carácter	Actúo promoviendo el bien en cualquier situación.
Carácter	Siempre soy capaz de renunciar a la felicidad inmediata para conseguir una mayor felicidad a futuro.
Relaciones	Estoy satisfecho con mis relaciones sociales.
Relaciones	Mis relaciones sociales son tan buenas como deseo.
Estabilidad financiera	¿Cada cuánto me preocupo por no llegar a fin de mes?
Estabilidad financiera	¿Cada cuánto me preocupo por mi seguridad, por la comida o por el alojamiento?

Los ciudadanos consultados debían puntuar cada una de las cuestiones planteadas para que los investigadores pudieran analizar los datos. Tras leer los resultados es inevitable no intentar reflexionar sobre la vida de cada uno y comprobar qué ítems cumplimos y, sobre todo, cuáles nos proponemos como objetivo para los siguientes años. A modo de curiosidad, el país del mundo que refleja mayor bienestar según sus ciudadanos fue Indonesia (España ocupó el puesto 18 de 22, casi como en Eurovisión). Aunque cada una de las regiones estudiadas presentaba una idiosincrasia propia, en términos generales la pertenencia a una comunidad y las relaciones sociales fueron una constante en todos los países.

Uno de los aspectos más llamativos del estudio fue que las regiones más desarrolladas alcanzaban tasas más elevadas de estabilidad financieras, pero tenían puntuaciones más bajas en aspectos humanos o espirituales. **Asistir a oficios religiosos, estar casado o tener un propósito vital son elementos que claramente se asociaron a un florecimiento personal.** Sin embargo, pudiera parecer que justo vivimos en la época en la que menos contacto social tenemos. Pasamos horas en las redes sociales, leyendo las noticias en el móvil o chateando desde casa. La consecuencia es que **el 25 por ciento de los jóvenes en España afirman sentirse solos,** no viven como desearían, pero este es aún un problema sin abordar.

La pregunta que queda por resolver es: ¿podría el

florecimiento asociarse a un enlentecimiento del enveje-cimiento? Las Zonas Azules nos mostraron que así era; los datos del Global Flourishing Study terminarán de confirmarlo científicamente.

Solo entonces podrán aplicarse políticas que redun-den en el florecimiento personal de los ciudadanos.

RECUERDA

- El estrés crónico daña nuestro organismo porque provoca que las funciones adaptativas se conviertan en peligrosas.
- La sobreproducción de *klotho* actúa como un antidepresivo.
- El exceso de estrés disminuye los niveles de *klotho*.
- El sedentarismo es uno de los males del siglo XXI.
- Tras una jornada de trabajo sedentario, es importante realizar algo de ejercicio.
- Las mujeres sufren estrés con más frecuencia.

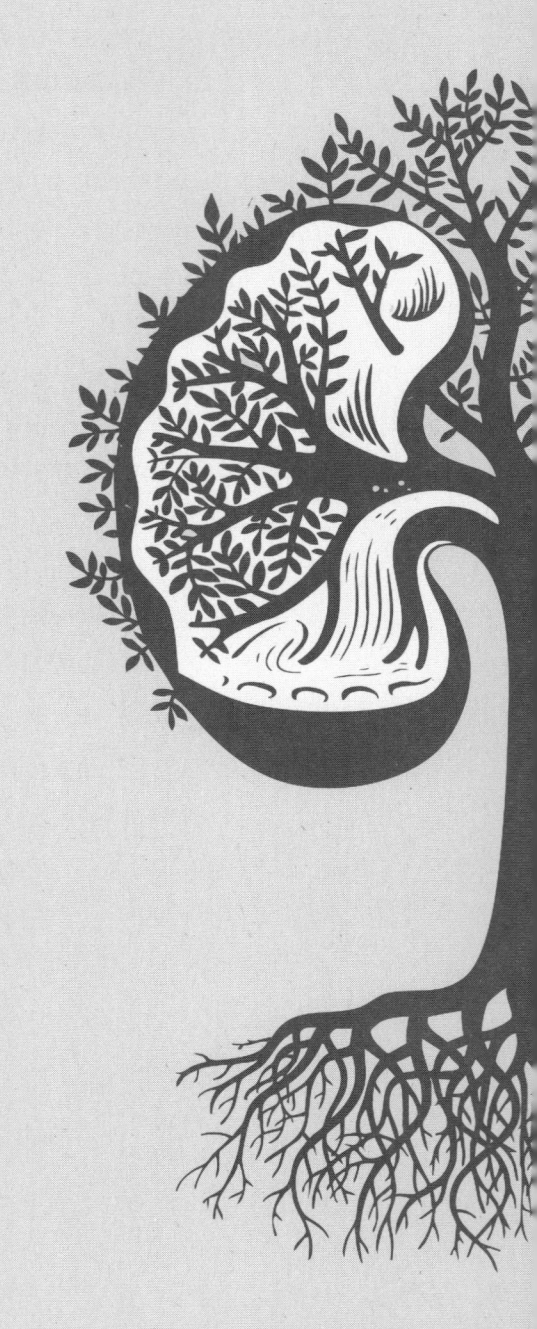

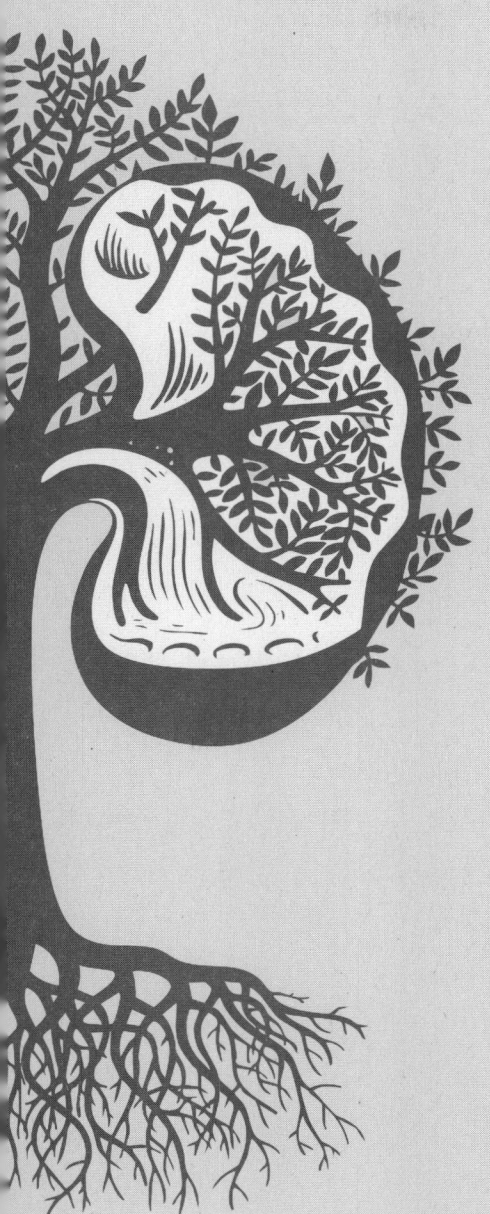

6

El alcohol
y la cafeína:
el yin y el yang

*Si cambias el alcohol
por café (natural),
vivirás más despierto,
sobrio y, sobre todo, de cinco
a siete años más*

La teoría del péndulo

Al acabar nuestra jornada laboral, solemos hacer una reunión para contar las incidencias del día a los compañeros que están de guardia y que así estén actualizados de cara a cualquier eventualidad. Suele ser entre las dos y media y las tres de la tarde, en función de lo liado que esté el día, y hasta que no está todo el equipo no comienza el pase oficialmente. Tanto en la reunión como en los momentos previos, en los que cada cual va llegando con la emoción de un día que laboralmente toca a su fin, nos contamos algunos chascarrillos. Y para ilustrar este capítulo, me ha venido a la cabeza uno de mi compañera Carmen.

—¿Cómo ha ido la consulta? —le pregunté según entraba a la sala de reuniones de nuestro servicio.

—Bien, otro día más que compruebo la teoría del péndulo.

No tenía ni idea de lo que me estaba hablando y, como tenemos confianza, tampoco intenté disimular. Ella, que me conoce, interpretó mi cara de póquer.

—La teoría del péndulo es en la que se basan las modas en la medicina. Fármacos, técnicas o pruebas que se usaban universalmente y de repente dejan de usarse porque se ha demostrado que son inútiles o incluso peligrosas; o, por el contrario, cosas que no se recomendaban y ahora sabemos que son beneficiosas.

Me encanta el nombre que le ha dado a lo que hoy conocemos como *fakes,* y a mi cabeza llega de golpe como exponente de ello el café.

Durante años fue prohibido en muchas consultas, incluso a personas sin ninguna enfermedad, con la excusa de evitar que les subiera la presión arterial o incluso que padecieran eventos cardiovasculares. Ahora la recomendación ha cambiado en sentido completamente opuesto.

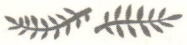

Cuando era residente de primer año de Nefrología, ingresamos a un paciente por una emergencia hipertensiva, que se define como un aumento de presión arterial tan brusco que lesiona alguno de los órganos diana (corazón, cerebro o riñón). Se llaman *órganos diana* porque son los primeros que se dañan de gravedad en esta patología.

—Es un caso un poco peculiar —me explicó el adjunto con el que atendía esa planta—: ingresó hace veinticuatro horas con tensión arterial de 220/130 mmHg y con el riñón lesionado, iniciamos medicación antihipertensiva intravenosa y bajó.

—¿Y? —No entendía la excepcionalidad.

—Pues que hoy tiene la tensión normal ¡sin necesidad de ningún fármaco!

¿Una emergencia hipertensiva que se cura sola? Imposible, eso no existe. Fui a hablar con el paciente y su mujer.

—Buenos días, soy el doctor Quiroga, residente de Nefrología, quería hacerle algunas preguntas.

—Claro —me respondió amablemente Rodolfo mientras su mujer asentía.

—¿Usted nunca había tenido la tensión alta?

—La verdad es que apenas me la miro. En la empresa alguna vez, pero no me dicen las cifras.

—Si estuvieran altas, se lo habrían dicho —razono con él—. ¿Y qué le hizo acudir a urgencias en esta ocasión?

—Pues si le digo la verdad, un dolor de cabeza en la zona trasera que no se me quitaba, incluso me hacía sentir mareado.

—De acuerdo, repasemos entonces qué hizo antes de empezar con los síntomas.

—Nada especial, doctor.

—Di la verdad, Rodolfo —le recriminó su mujer—. Estás de trabajo hasta arriba y apenas duermes.

—El estrés puede elevar un poco las cifras de presión arterial, pero no tanto. Aunque hablando de falta de sueño, ¿toma mucho café?

—¡¡¡Uffff!!! Eso sí, muchísimo, y últimamente más, ya le digo que apenas toca la cama.

El hecho de que cualquier sustancia se convierta en veneno depende, por lo general, de la cantidad en la que se ingiera. Cualquier sustancia, en serio. Por inocua que sea. Hasta el agua puede llegar a ser mortal si superamos un límite. De hecho, no hace mucho se publicó el caso de un universitario de Estados Unidos al que, en el periodo de novatadas, le habían hecho beber más de veinte litros de agua y murió. Con el café ocurre lo mismo: tiene muchos beneficios, pero si nos intoxicamos, puede llegar a generarnos un daño.

—¿Cuánto es muchísimo?

—Me hago una olla enorme y voy tomando durante todo el día, no sé, unas veinte o veinticinco tazas.

—¿Como que una olla? —dudé si llamar al *Libro Guinness de los récords* para registrar semejante hazaña.

Y con un sencillo cuestionario encontramos la respuesta a un peculiar cuadro clínico que se había resuelto suspendiendo el agente responsable, en este caso, el café. Eso sí, ya dado de alta y curado, no le prohibimos su consumo, solo le indicamos las cantidades que eran seguras e incluso beneficiosas.

¿Café sí o café no?

Café sí. Fin del debate. ¿Por qué? Porque tiene muchos beneficios demostrados (por no decir demostradísimos):[21]

- **Mejora el estado de alerta y aumenta el rendimiento.** Es importante reseñar que el efecto es mayor cuanto menos acostumbrados estemos al café. En mi caso, necesito dos cafés para poder levantarme de la cama.
- **Tiene un papel analgésico,** pues mejora los efectos de los fármacos para el dolor.
- **Induce saciedad,** lo que ayuda a controlar el peso y, ahora que sabemos lo que es, reduce la resistencia a la insulina.
- **Reducción del riesgo de padecer cáncer.**
- **Reducción del riesgo de párkinson.**
- **Beneficios cardiovasculares.**
- **Protección renal.**

---

21. R. M. Van Dam, F. B. Hu y W. C. Willett, «Coffee, Caffeine, and Health», en *The New England Journal of Medicine*, 23 de julio de 2020, 383(4), pp. 369-378.

Todas estas razones han permitido concluir que **la ingesta de hasta cinco cafés al día reduce el riesgo de muerte,** y también eliminar la idea de antaño sobre la toxicidad de esta bebida mágica.

Como efectos adversos, en personas con mayor sensibilidad a sus estímulos puede generar cierta ansiedad, nerviosismo o temblor, por lo que cada uno debe encontrar la dosis con la que está a gusto. Y esto es especialmente importante en las profesiones de precisión, como la de mis amigos cirujanos. El resto de los supuestos efectos nocivos (deshidratación, aumento de presión arterial) son tan limitados en el tiempo que casi pueden considerarse mitos del café.

Componentes del café	Efecto
Cafeína	Resistencia al ejercicio, disminución de la somnolencia, mejoría de la atención.
Polifenoles (ácido clorogénico y los lignanos)	Efectos antioxidantes y mejoría de la función cognitiva.
Diterpenos	Podría ser anticancerígeno. Aumenta los niveles de colesterol (salvo si el café es filtrado).
Ácidos clorogénicos	Antiinflamatorios y antioxidantes. Reduce la resistencia a la insulina.
Micronutrientes (magnesio, potasio y vitamina B3)	Múltiples funciones beneficiosas.

Y si por alguna razón quieres quitarte el café de golpe, vas a tener que asumir un par de días de abstinencia, que se traducirá en un exceso de cansancio o incluso cefalea, aunque todo esto es pasajero.

Visité un cafetal antes que nadie

Cuando acabé la residencia de Nefrología, allá por 2014, necesité hacer una parada técnica. Habían sido cuatro años muy duros, con muchas guardias a mis espaldas y muchas horas de hospital, estudio e investigación. Así que, antes de empezar a buscar trabajo, decidí hacer un viaje.

—¿A Panamá? —me preguntó mi madre—, ¿y tú solo?

—Sí, tiene vuelo directo desde España y es seguro. Además, me apetece mucho ver el canal de Panamá.

—¿Y cómo te vas a mover por allí? ¿De verdad es seguro, hijo?

Mi madre nunca ha sido muy temerosa en cuanto a los países que he visitado. De hecho, soy un poco adicto a viajar, creo que eso me ha dado una intuición para huir del peligro y puedo decir con orgullo que nunca me ha pasado nada. Ni siquiera en la frontera con Corea del Norte, que crucé en 2017 con unos amigos.

—En coche, es lo más rápido y cómodo.

Y fue un acierto. Me encantó el país, su gente, la comida y, sobre todo, el café. La orografía de Panamá hace que tenga un clima y una altitud idóneas para su cultivo, cosa que ignoraba. Disponer de un coche me permitió llegar a Boquete, un escenario idílico para visitar y disfrutar. Recuerdo que la carretera te conducía a la región desde el punto más alto (con su mirador incluido) hasta la profundidad del valle, en cuyas laderas y rodeando Boquete, la ciudad más relevante de la zona, se abrían paso los cafetales. Era la primera vez en mi vida que visitaba uno y que probaba café natural de verdad.

—Este café es diferente al que tomo en España —le dije al guía en la primera degustación del tour.

—Es por el tueste, hay gente a la que le parece incluso soso.

—¿Cómo? ¿Hay formas de tostar el café? —le pregunté sorprendido cuando en España la cultura del café de especialidad era inexistente.

—Claro, no es lo mismo torrefacto que natural.

España tiene el dudoso honor de ser el origen del tueste torrefacto. Su diferencia frente al tueste natural es que el primero, antes de entrar al horno, se recubre con azúcar. En términos de salud, no hay duda de que todo lo que lleve cualquier aditivo es perjudicial para nuestro organismo. En el caso del café torrefacto, además de llevar azúcar, este está quemado, lo que no solo elimina cualquier matiz de sabor, sino que genera toxicidad. De hecho, se convierte en una bebida amarga a la que nuestro paladar debe acostumbrarse.

José Gómez Tejedor fue el industrial español que descubrió las bondades del café torrefacto. Recubriendo el café con azúcar conseguía dos cosas: conservar el grano durante más tiempo y poder exportarlo a cualquier sitio del mundo, y hacer más económica su producción. Esto último debido a que, al perder todas las características gustativas y olfativas, el grano podía ser de baja calidad, puesto que el olor y sabor a quemado predominaba sobre el resto. Por si esto fuera poco, además de echar a perder nuestra capacidad para ser catadores de cafés, por haber acostumbrado a nuestro paladar a degustar azúcar quemado, en el proceso de tueste se generan acrilamidas, un producto tóxico cancerígeno que incluso está prohibido en muchos países de nuestro entorno. Y a todo ello hay que sumar que el azúcar convierte en adictivo todo lo que toca, así que el café torrefacto genera un deseo de consumo ulterior.

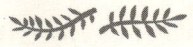

Estuve en Panamá dos semanas, recorriendo desde San Blas hasta Bocas de Toro. La realidad superó a las expectativas de un viaje casi sin organizar. Volví tan emocionado que me puse en contacto con una tostadora de café en Madrid; tenía claro que iba a montar un negocio para vender café panameño con tueste natural y que atraería la atención de potenciales consumidores haciendo, por primera vez en España, catas de esta bebida energizante.

El sueño me duró lo que tardé en recibir mi primera oferta laboral como médico adjunto en un hospital del centro de Madrid. Mi proyecto se diluyó cuando me di cuenta de las pocas posibilidades de éxito con las que contaba: abrir un negocio sin tener ni una noción de lo que significa ser empresario es sinónimo de fracaso.

Y fue una pena no profundizar o buscar un socio.

Hoy el café es la segunda bebida más consumida del mundo (solo por detrás del agua), y en España hay 1.500 cafeterías de especialidad.

Ni se te ocurra perdonar la siesta

El café se absorbe en su totalidad cuarenta y cinco minutos después de la ingesta, y se alcanza el pico máximo de cafeína tras unas dos horas. Sin embargo, encontramos concentraciones importantes de cafeína en sangre hasta cinco horas después de degustarlo. Estos tiempos son variables y, por ejemplo, si fumas, la cafeína se metaboliza el doble de rápido; lo contrario a lo que ocurre en recién nacidos (donde podemos encontrar cafeína en sangre hasta ochenta horas después de la ingesta), en embarazadas y en personas que toman anticonceptivos.

Todos los efectos beneficiosos del café pueden disminuir si su consumo impacta, por ejemplo, en la calidad del sueño. Y esto, cómo no, se ha demostrado científicamente. En un estudio publicado a principios de 2025 se determinó que era tan importante tomar café para la salud cardiovascular como hacerlo a la hora debida: consumirlo por la tarde o por la noche atenuaba el efecto beneficioso del café sobre los eventos cardiovasculares, ya que interfería con los ritmos circadianos del cortisol y de nuestro sistema simpático.[22]

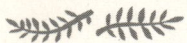

Tomar tres o cuatro tazas de café
por la mañana disminuye el riesgo
de tener un evento cardiovascular.

22. X. Wang *et al.*, «Coffee drinking timing and mortality in US adults», en *European Heart Journal*, 21 de febrero de 2025, 46(8), pp. 749-759.

Sin embargo, las costumbres de cada país son muy diferentes en cuanto a horarios. España debe estar orgullosa de haber exportado al resto del mundo la siesta, esa desconexión de máximo veinte minutos que nos permite afrontar la tarde con energía. Para comprender los beneficios de la siesta, antes tenemos que comprender qué es la adenosina.

No conozco a casi ninguna persona que después de comer no tenga un bajón de energía. Durante los periodos de actividad cerebral, la adenosina se va acumulando en el cerebro y se une a unos receptores que al activarse producen sensación de cansancio. Esta somnolencia típica tras seis-ocho horas de vigilia es lo que nos invita a tirarnos en el sofá (sin pijama) tras la comida, mientras de fondo suena la típica serie de médicos en Netflix. El reto de la cabezadita es que no llegue a los treinta minutos, lo que en muchas ocasiones es difícil si no tenemos fuerza de voluntad. Pero contamos con un aliado.

La cafeína es capaz de unirse a los mismos receptores que la adenosina y bloquearlos, y así consigue mantenernos alerta. Teniendo en cuenta que la cafeína empieza a hacer efecto a los veinte minutos de la ingesta, hace más de veinte años que unos investigadores japoneses demostraron que tomar un café justo antes de echarnos la siesta es una estrategia ideal para restaurarnos del cansancio, ya que al despertarnos esta habrá hecho efecto y tendremos bloqueados nuestros receptores de adenosina, lo que nos ayudará a aguantar bien despiertos el resto de la jornada. ¡Ah! En Japón, esta práctica se llama *inemuri* y consiste en dormir unos minutos a cualquier hora y en cualquier sitio, incluso en el trabajo o en el transporte. No termina de convencerme mucho quedarme dormido mientras veo a un paciente, así que me quedo con la siesta y sus beneficios.

Y si eres tan sensible al café que te quita el sueño, siempre puedes probar con el descafeinado; tiene menos beneficios, pero no te provoca insomnio.

Y si haces deporte, ¡CA-FE-Í-NA!

Si tengo un ídolo en mi vida, es Rafa Nadal. Por desgracia, me he muerto sin conocerlo. Seguí su carrera deportiva desde el inicio, y sus títulos de Roland Garros cada junio acompañaban mis exámenes de Medicina. Tengo guardadas en mi cabeza las escenas costumbristas en casa de mis padres, todos frente al televisor, aquellos domingos primaverales en los que siempre aparezco con apuntes sobre la mesa. Comíamos a toda velocidad para estar listos a las tres de la tarde y que nada interrumpiera la enésima gesta de nuestro mejor deportista.

El disfrute que nos producía se tornó desesperación en los últimos coletazos de su carrera. Sus gestos, tan trasparentes, denotaban que ya no estaba donde debía, sobre todo desde su último torneo grande. Y quizá el partido que marcó el fin de su era fue el US Open de 2022.

Jugaba con Frances Tiafoe en octavos de final. No jugó nada bien, perdió en cuatro sets, muy contundente. Estaba bajo de forma, había perdido chispa e incluso se le notaba lento de piernas. Su banquillo se desesperaba. De repente, en mitad del tercer set, se escuchó con mucha nitidez un grito de su entrenador, Carlos Moyá:

—¡¡¡Café!!!

Rafa ni se giró.

—¡¡¡Cafeína!!! —le decían su padre y su hermana sin cesar.

La cafeína (y el café) formaba parte de las sustancias dopantes hasta 2004. Ahora es uno de los suplementos deportivos que goza de mayor evidencia en cuanto a la mejoría del rendimiento sin provocar efectos nocivos. Sería muy curioso ver a los deportistas tomar un café en medio de un partido, así que en general lo consumen en forma de gel (o incluso de chicle).

La recomendación es ingerirlo aproximadamente una hora antes de empezar a practicar el deporte, teniendo en cuenta que su absorción se demora unos cuarenta y cinco minutos, y seguir haciéndolo en función de la intensidad y duración del esfuerzo.

Su efecto ergogénico incluye una mayor tolerancia al esfuerzo y también una mejoría en la concentración. El efecto se debe a múltiples vías: el bloqueo de la adenosina ya comentado, la disminución de la grasa, la conservación de los depósitos de glucógeno (almacén orgánico de la glucosa) y el aumento de la secreción de adrenalina.

En cuanto a la dosis, depende de la intensidad del ejercicio que vayamos a realizar y del café que consumamos habitualmente. En términos generales, el consumo debería situarse entre 3 y 9 mg/kg de peso, aunque estas pautas deben individualizarse.

El vino ha salvado muchas vidas

—¿Agua? Venga, hombre, tómate una caña.

A todos nos suena esta frase recurrente en las quedadas a media tarde, cuando tomar un café supone arriesgar una noche en vela.

—No, estoy en mi periodo abstemio. He decidido no tomar más alcohol.

—Pues vaya aburrimiento.

Por desgracia, tomar alcohol es una norma social. Estar sentado en una terraza con amigos y que uno decida romper la hegemonía de la cerveza o el vinito es interpretado como un agravio. Y eso es, bajo mi punto de vista, por dos razones muy claras. La primera es porque desde hace muchos años se ha instalado en el inconsciente colectivo que tomar pequeñas cantidades de alcohol al día es bueno; la segunda es por desconocimiento de la droga más potente que existe, la que más dependencia genera y la única que mata por abstinencia.

Un alcohólico crónico que deja de beber súbitamente corre el riesgo de sufrir un *delirium tremens*. Esta locución latina, que ahora da incomprensiblemente nombre a una cerveza belga, corresponde a la primera fase del síndrome de abstinencia alcohólica y cursa con sudoración profusa, alucinaciones, labilidad, estupor, convulsiones y un estado comatoso que puede conducir a una parada cardiorrespiratoria. Una de cada cinco personas que lo padecen fallecen en el episodio. La medida más eficaz para prevenirlo es tratar precozmente a los pacientes que sabemos que padecen alcoholismo crónico con fármacos sedantes, para evitar que sufran un delirio mortal.

Quizá envejecemos por dejarnos llevar. O al menos eso pensé cuando me di cuenta de que me estaba muriendo. Hasta este momento, aplicaba más o menos todas las medidas que he ido desarrollando en capítulos anteriores. Menos beber alcohol. ¿A quién no le gusta tomarse una copita de vez en cuando? ¿Quién es capaz de comer un cordero en Aranda de Duero sin tomarse un buen tinto? No es que yo fuera alcohólico ni mucho menos, pero si a alguien le dijera que todas las semanas me fumaba un porro no se sorprendería de que me hubiera muerto precozmente. Sin embargo, el poder del alcohol está subestimado. Y probablemente lo está porque los propios científicos hemos mitificado unos beneficios derivados de su consumo que en el fondo no existían.

Unos meses antes de mi funeral, me fui con unos amigos a recorrer unas bodegas de la denominación de origen Ribera del Duero. En un fin de semana visitamos algunas de las más reconocidas. En una de ellas coincidimos con el nonagenario dueño de lo que ahora es un imperio del vino. Evitaré decir su nombre, pero es uno de los Riberas más codiciados. Se sentó con nosotros a la mesa, en la cata que se ofrece tras cada visita, y nos habló de sus orígenes y de por qué había creído en el negocio del vino hacía setenta años, cuando nadie cultivaba la uva.

—Cuando era pequeño, mi padre salía al campo todos los días, festivos y laborables. Muy temprano, a las siete de la mañana. Los inviernos eran muy duros, mucho más que ahora. Entre diciembre y marzo, no había una sola madrugada que no helara. Todos los hombres del pueblo se dedicaban a la agricultura, y la mayoría de las familias tenían unas pequeñas bodegas donde hacían vino para consumo propio. Ese vino en realidad era el combustible para salir todos los días a trabajar. No faltaba un vasito de tinto cada mañana antes de ir al campo. ¡El vino ha salvado muchas vidas!

Tomé mi móvil para apuntar esa frase que tanto me impactó y recordé cómo incluso algunas guías de práctica clínica recomendaban una copa de vino tinto al día. De hecho, el Ministerio de Sanidad español aún hoy no condena el consumo de alcohol, sino que más bien gradúa su riesgo en función de la cantidad. De esta forma, recomienda no superar los 10 gramos al día en mujeres y 20 en hombres, y establece un riesgo de alcoholismo si se superan los 25 y 40 gramos diarios, respectivamente.

Una unidad de alcohol equivale a 10 gramos	
Vino	100 ml
Cerveza	300 ml
Destilado	30 ml

Algunos ingredientes de las bebidas alcohólicas, como los polifenoles, alcanzaron cierta fama como potenciales antioxidantes, lo que situó al vino como una bebida saludable que no le correspondía. Este mito choca de lleno con la tajante evidencia de la que disponemos ahora. **No hay un consumo saludable de alcohol;** solo en España 20.000 personas mueren al año en relación con su ingesta.

El alcohol es responsable de más de dos millones de muertes en el mundo cada año.

El artículo más importante publicado hasta la fecha analizó el consumo de alcohol en 195 países y detectó que más de 400 millones de personas en el mundo conviven con enfermedades relacionadas con el alcohol. Entre ellas, las más destacables fueron el cáncer, las enfermedades cardiovasculares, cirrosis y trastornos mentales.[23]

Y es que beber alcohol mata. Incluso lo podemos cuantificar. **Un alcohólico crónico tiene una esperanza de vida veinte años menor que alguien abstemio.**

Beber dos o tres copas de vino o pintas a la semana acorta la vida en cuatro o cinco años.

Y lo hace por mecanismos diferentes. Incluso en personas jóvenes completamente sanas se ha visto un envejecimiento precoz medido, entre otros, por la reducción drástica de *klotho* en sangre.

Por desgracia, mi época universitaria transcurrió

---

23. GBD 2016 Alcohol Collaborators, «Alcohol use and burden for 195 countries and territories, 1990-2016. A systematic analysis for the Global Burden of Disease Study 2016», en *Lancet*, 22 de septiembre de 2018, 392(10152), pp. 1015-1035.

cuando beber alcohol era divertido, social e incluso saludable. Sabiendo lo que sé ahora, si resucitara, me enfrentaría a las burlas de mis amigos cuando salimos a tomar un aperitivo y me pediría un zumo de tomate o, por qué no, agua con gas, que ahora está muy de moda.

RECUERDA

- El hecho de que cualquier sustancia se convierta en veneno depende, por lo general, de la cantidad en la que se ingiera.
- El café tiene muchos beneficios demostrados:
  — Mejora el estado de alerta y aumenta el rendimiento
  — Tiene un papel analgésico
  — Induce saciedad
  — Reduce los riesgos de padecer cáncer y párkinson
  — Beneficios cardiovasculares
  — Protección renal
- Una siesta de menos de treinta minutos tiene efectos muy beneficiosos.
- No hay un consumo saludable de alcohol.

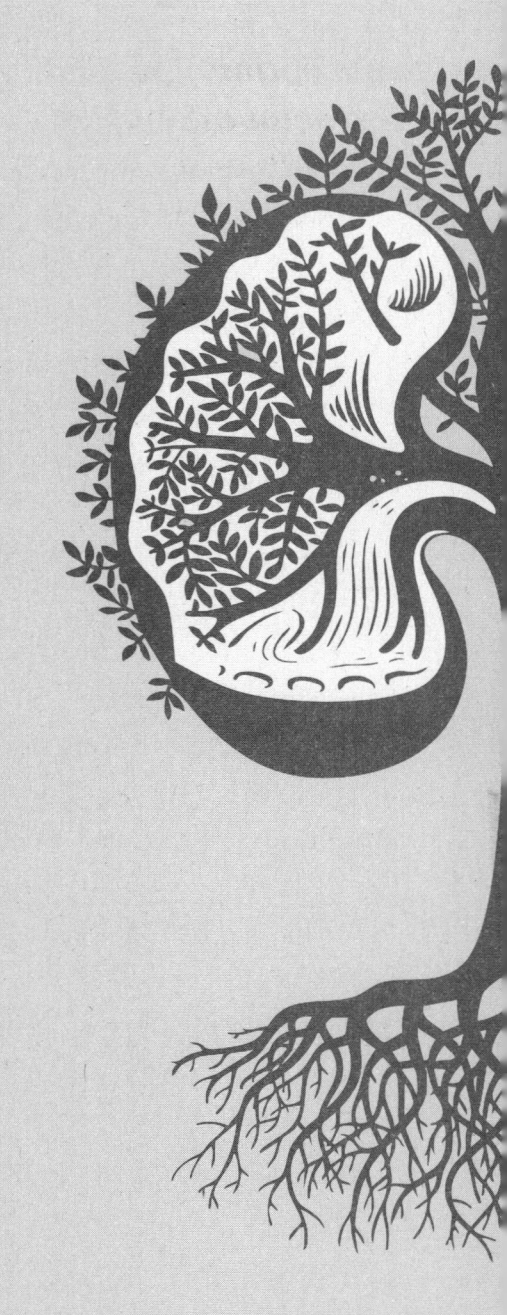

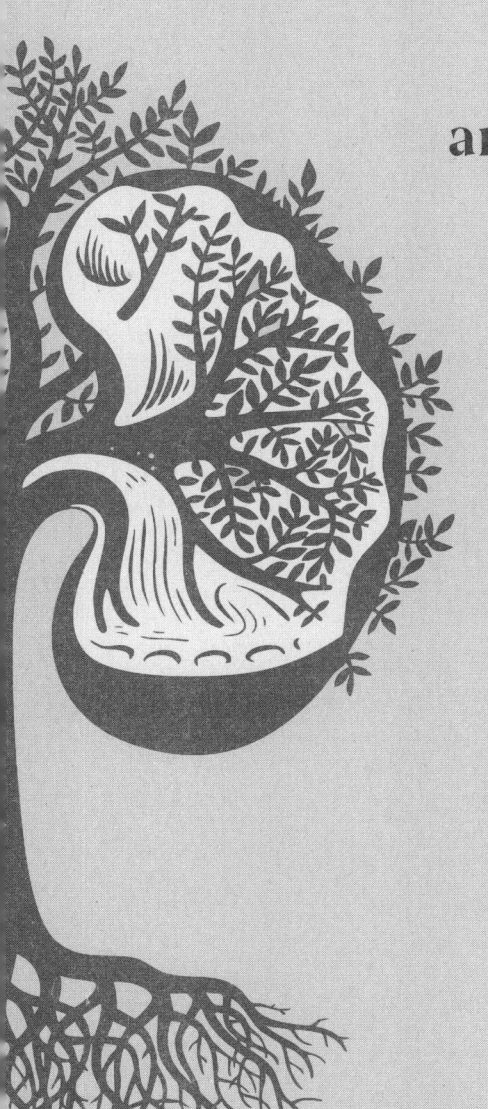

7

Los alimentos antienvejecimiento

*Una dieta saludable
puede aumentar
la supervivencia
hasta en diez años*

No tengo tiempo para hablarte de nutrición

En las consultas tenemos un tiempo limitado para atender a los pacientes. Las listas de espera de la sanidad pública crecen porque la población cada vez es más longeva y necesita de más atención sanitaria. Las plantillas, sin embargo, no crecen de forma correlativa a la asistencia, lo que genera un problema evidente de recursos, que se agrava si sumamos los trámites administrativos, que, lejos de mejorar a pesar de la revolución tecnológica, hacen que vayamos más lentos y condicionan que los huecos de los que disponemos para las citas sean muy limitados.

Y como no disponemos de tiempo, nos formamos menos en aquello que teóricamente necesitaremos con menos frecuencia. La nutrición es un ejemplo de ello.

—Eugenia, tiene una insuficiencia renal y además está muy hipertensa.

—¿Y qué puedo hacer, doctor?

—Te voy a subir los fármacos para la presión arterial.

—¿Y alguna recomendación acerca de mi alimentación?

—Comer sin sal y…

Y ahí surge el conflicto de tiempo.

Podría explayarme horas hablando de nutrición con mi paciente. Las televisiones deberían estar plagadas de campañas financiadas con fondos públicos que abogaran por una buena dieta como paso ineludible para tener salud. Sin embargo, eso no ocurre porque la industria de la alimentación es un gran lobby que parece intocable. No existen dietas milagro, alimentos concretos ni complejos de vitaminas que eviten enfermedades y limiten el envejecimiento. Lo que mejora nuestra salud son pautas diarias de alimentos saludables.

Y la forma de cocinarlos.

Y la cantidad que consumimos.

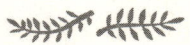

Sin querer empezar por el final, uno de los factores que más me llamó la atención de la población de Okinawa (una de las Zonas Azules del planeta) fue su regla del 80 por ciento: comer hasta alcanzar ese porcentaje de saciedad. No me sorprendió por el número en sí (que me parece arbitrario), sino por la implicación que tiene para la salud alcanzar el lleno completo en cada comida. Independientemente de lo que comamos, la saciedad es una situación que pone al límite nuestro organismo. Es una exigencia más propia de otras eras de la humanidad, cuando, desconociendo la disponibilidad de alimentos que tendrían en los siguientes días, se saciaban para aguantar el ayuno posterior. Sin embargo, nuestros hábitos de vida nada tienen que ver con los de nuestros ancestros. Somos más sedentarios y comemos más que nunca.

—Yo hago cinco comidas al día, es lo recomendado, ¿no? —Es la respuesta habitual a la pregunta sobre hábitos dietéticos.

—En general no, pero depende de cómo lo hagas —contesto siempre.

Lo siguiente es un monólogo sobre la cantidad exagerada de calorías que ingerimos, incluso sin querer, cuando hacemos muchas comidas al día.

—Para mí, lo importante es comer cuando tienes hambre. Comer por comer porque es la hora es antinatural. El cuerpo, igual que genera sed cuando se está deshidratando, potencia la sensación de hambre cuando necesita calorías. Es verdad que en esto último hay un truco, y es el hábito. Si acostumbramos a nuestro organismo a una ingesta de muchas calorías, cuando disminuya ese umbral, vamos a sentir la necesidad de comer. De ahí que debamos ser conscientes de las calorías saludables que necesitamos y acostumbrar a nuestro organismo a ello.

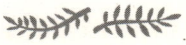

El *timing* a la hora de comer y la sensación de saciedad no son los únicos factores antienvejecimiento.

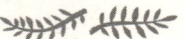

El qué comemos es tan importante como el cuánto y el cómo. Sin embargo, creo que todos somos conscientes de qué alimentos son saludables y cuáles no.

En España tenemos la suerte de contar con la alimentación más saludable del mundo: la dieta mediterránea. Cuando en algunas entrevistas me preguntan sobre los alimentos más saludables, los periodistas se desilusionan al escuchar mi respuesta porque no genera ningún titular:

—No comer guarrerías y hacer una dieta rica en frutas, verduras, cereales integrales, grasas insaturadas, frutos secos, legumbres y productos lácteos bajos en grasa. Y el aceite de oliva, claro. Es decir, una dieta mediterránea.

—¿A qué se refiere con «guarrerías»?

—Pues a lo que todos conocemos como alimentos poco saludables: grasas saturadas, bebidas azucaradas, carnes rojas y, sobre todo, ultraprocesados.

Como no me gusta decepcionar a las personas que se interesan por mi trabajo, acompaño esta recomendación inicial de algunos *tips* que sí les pueden generar interés periodístico.

—Y aunque esto pueda resultar conocido, el poder antienvejecimiento de estas dietas es tan importante como que las personas que las siguen tienen un 220 por ciento de posibilidades más de alcanzar los 75 años con salud, frente a los que tienen hábitos alimentarios perjudiciales. Y esto se ha cuantificado en estudios con más de treinta años de seguimiento. Además, sabemos muchos de los mecanismos que producen este daño vital de los alimentos ricos en fósforo (los ultraprocesados). Echar un conservante o un potenciador de sabor a ese plato que bien podría llevar una preparación casera se carga el *klotho* de tu cuerpo: comerás con más sabor (aunque sea artificial), pero lo harás durante menos tiempo.

»Y no olvidemos que el cómo es muy relevante. Más allá del procesamiento, la manera en la que cocinamos los alimentos puede generar diferentes impactos, incluso para el mismo ingrediente. Hornear, asar, escalfar y hacer a la plancha son las técnicas culinarias más saludables, en la que se evita el uso de aceites y de grasas. Por el contrario, los ahumados y los cocinados a alta temperatura (hasta llegar al quemado) promueven la liberación de sustancias tóxicas (como aminas heterocíclicas e hidrocarburos aromáticos policíclicos) que se han demostrado cancerígenas. Así que en las barbacoas veraniegas es importante evitar que se torrefacten las carnes y darles la vuelta a menudo para conseguir un punto de cocción óptimo, pero no perjudicial.

Ojalá existieran los superalimentos

Los superalimentos no existen. Lo que sí existe son formas de vida más o menos saludables. **Y también existen los engañabobos.**

Los superalimentos se caracterizan, teóricamente, por poseer funciones muy beneficiosas para nuestra salud debido a sus ingredientes. Se consideran superalimentos los que son ricos en antioxidantes, fibra, micronutrientes, bajos en calorías y con grasas saludables (monoinsaturadas y poliinsaturadas).

La diferencia entre los teóricos superalimentos y los alimentos saludables es la concentración de estos ingredientes saludables. En realidad, son microgramos en el mejor de los casos, una cantidad suficientemente insignificante como para que nuestro organismo no sea capaz ni de detectarla. El problema es que la población pueda llegar a pensar que tomando estos superalimentos puede compensar los excesos de ingredientes menos saludables.

Los superalimentos más codiciados —por el coste que suponen y la dificultad para obtenerlos— son las semillas de chía, el *açai,* la espirulina, la cúrcuma, el kimchi y el aguacate, entre otros. Sin embargo, si comparamos estos alimentos exóticos con algunos de los protagonistas de la dieta mediterránea como el aceite de oliva, el tomate, las nueces, las sardinas y el ajo, es improbable que encontremos diferencias en la composición y, por tanto, en el supuesto beneficio.

Pero más allá de buscar alimentos milagro, la relación entre la longevidad y la nutrición se basa en pautas diarias que contengan principalmente esos alimentos saludables y, sobre todo, que eviten lo perjudicial. El *Primum non nocere* (Lo primero, no dañar) del juramento hipocrático que todos los médicos realizamos el día de nuestra graduación es válido para casi cualquier ámbito de la vida, también para la nutrición.

A este respecto, el artículo más importante publicado hasta la fecha, basado en los hábitos dietéticos de más de 100.000 personas y con un seguimiento de décadas, estableció los alimentos que impactaban directamente en el envejecimiento, clasificándolos en dos categorías: beneficiosos y perjudiciales.[24] Incluir los primeros en nuestro día me parece mucho más importante que intentar conseguir un *açai* para hacer un batido.

Beneficiosos	Perjudiciales
• Frutas	• Grasas trans
• Grasas mono y poliinsaturadas	• Carnes rojas y procesadas
• Cereales integrales	• Mantequilla y margarina
• Vegetales	• Ácidos grasos saturados
• Nueces	• Ultraprocesados
• Legumbres	• Azúcar y zumos de fruta añadidos
• Alubias	• Vísceras
• Frutos rojos	• Patatas fritas
• Aceite de oliva	• Licores
• Tomate	• Bebidas azucaradas
• Café	• Cereales refinados
• Té	• Dulces y postres
	• Lácteos con alto contenido en grasa y normales

24. A. J. Tessier *et al.*, «Optimal dietary patterns for healthy aging», en *Nature Medicine*, 24 de marzo de 2025.

Toda la vida a cuestas con las cinco comidas al día

En general, los médicos funcionamos haciendo caso a la evidencia científica. Leemos artículos, buscamos sus defectos (sesgos) y, en caso de que presenten resultados consistentes en salud, los aplicamos. Pero también tenemos intuiciones. Y eso fue lo que me ocurrió a mí con el ayuno.

—No me puedo creer que tú necesites ayuno —me dijo la primera persona a la que le conté que lo realizaba.

—Todos necesitamos ayunar si lo que queremos es no envejecer —respondí cuando aún había muy pocos estudios publicados.

—¿No lo haces para mantener la línea entonces?

—Qué va, lo hago por las sirtuinas. El ayuno no adelgaza si el total de calorías diarias es el mismo.

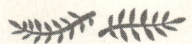

La primera vez que hablé de sirtuinas fue en una reunión cardiorrenal en Toledo. Era el año 2016 y los nefrólogos y los cardiólogos ya habíamos empezado a entender que debíamos trabajar juntos, porque así lo hacían nuestros respectivos órganos en el cuerpo. Por aquel entonces empezaban a convocarse cursos y congresos a los que acudíamos especialistas de ambas disciplinas y al alimón tratábamos algunos temas.

Ese germen de trabajo conjunto dio sus frutos en una estructura que hoy se conoce como unidades cardiorrenales y que ha mejorado la vida de cientos de personas con afectación bilateral (es decir, una afectación renal y cardiaca simultánea que potencia el daño de ambos órganos).

Uno de los logros más importantes de la medicina de los últimos años ha sido darse cuenta de que las especialidades no son estancas, sino que debemos ser transversales y holísticos, y todo ello cristaliza como ejemplo en estas unidades de manejo multidisciplinar. Creo que es para estar orgullosos.

—Así que debemos preservar nuestras sirtuinas, son la clave de la senescencia celular —concluí mi charla.

—Muchas gracias, doctor Quiroga, una ponencia muy interesante, pero sobre todo muy intrigante. Es la primera vez que oigo hablar de las sirtuinas —me dijo mi colega cardiólogo.

—Si te soy sincero —me gusta serlo—, yo conozco estas moléculas desde hace apenas tres semanas, pero no quería dejar de contarlo.

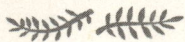

*Las sirtuinas son unas proteínas
que se encuentran en prácticamente todas
las células y que tienen un papel clave
en el envejecimiento.*

Quiero recordar que envejecer traduce el concepto celular de senescencia. Cuando nuestras células son jóvenes, tienen mucha capacidad para dividirse en el proceso conocido como *mitosis*.

El envejecimiento es el proceso natural por el que las células de un determinado órgano pierden esa capacidad para dividirse, pero no mueren, si no que permanecen en un estado inerte y disfuncional (las células zombis).

La senescencia es mortífera para nuestros órganos porque las células en esa situación activan nuestras defensas y nos inflaman.

Y ahí es donde la sirtuinas juegan un papel protector. Y lo hacen consiguiendo que esas células se devoren a sí mismas (autofagia) y desaparezcan de la circulación, lo que permite restaurar la situación proinflamatoria.

Por tanto, **conseguir unos niveles altos de sirtuinas es relevante desde el punto de vista del envejecimiento.**

¿Qué factores hacen que no perdamos el poder beneficioso de las sirtuinas? Pues principalmente lo consegui-
remos de dos maneras muy claras. La primera, con la
restricción calórica (por ejemplo, con el ayuno intermitente); la segunda, con el ejercicio físico regular.

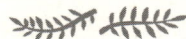

Los alimentos ricos en resveratrol
como las uvas, los frutos secos, las moras,
los arándanos y las pasas ayudan a mantener
los niveles de sirtuinas.

El ayuno intermitente, es decir, a lo que se veían
obligados los cazadores recolectores en periodos de veda
obligatoria, ha demostrado sus efectos beneficiosos desde hace miles de años. Las épocas de la humanidad de
antaño, en las que no había acceso a alimento diario,
nos demostraron que esas prácticas tenían un beneficio
en determinadas enfermedades que aquellos homínidos
no desarrollaban, tales como el cáncer o afectaciones
cardiovasculares. Incluso el conde de Montecristo ilus-
tró en forma de ficción cómo dejar de comer fue lo que
mantuvo con vida a Edmundo Dantés en su desafiante
encierro durante más de una década en el castillo de If.

La razón reside en las mitocondrias, unos pequeños órganos que forman nuestras células y cuya función principal es canalizar la energía que proviene de los alimentos. Cuando ingerimos nutrientes, nuestras mitocondrias almacenan la energía para que la usemos cuando la necesitamos. El problema acontece cuando obligamos a trabajar a nuestras mitocondrias como si estuvieran de guardia veinticuatro horas. Estas pequeñas centrales nucleares no son infalibles, y si las obligamos a trabajar de manera permanente, es posible que almacenen la energía de manera aberrante y con ello provoquen algunas reacciones muy peligrosas para nuestro organismo: la oxidación. El estrés oxidativo es el resultado de una reacción energética aberrante que daña los tejidos. Y la manera de evitarlo es dejando reposar las mitocondrias, es decir, haciendo ayuno.[25]

—Es imposible, lo he intentado y no puedo estar sin comer —me dicen algunos pacientes cuando se lo recomiendo.

—Adaptarse al ayuno no se consigue de la noche a la mañana y, además, hay que conocerse para saber qué tipo de ayuno es el que vamos a tolerar mejor.

—Pero durante la noche no como, ¿eso no cuenta?

25. R. de Cabo y M. P. Mattson, «Effects of Intermittent Fasting on Health, Aging, and Disease», en *The New England Journal of Medicine*, 26 de diciembre de 2019, 381(26), pp. 2541-2551.

—No —sonrío—, eso no cuenta porque nuestras mitocondrias también duermen. El ayuno beneficioso es el consciente.

Mientras les explico las pautas de ayuno que pueden elegir, les cuento que a mí también me costó ayunar. De hecho, aunque lo hago a diario, cuando, por ejemplo, me voy de vacaciones y los excesos se apoderan de mi rutina, la vuelta al ayuno se me hace complicada. Pero es cuestión de dos o tres días. Y de, como digo, saber para qué ayuno estás preparado.

Ayuno 16:8	Ayuno consciente de 16 horas incluyendo la noche y realizar la ingesta (normalmente comida y cena) en 8 horas.
Ayuno 12:12	Ayuno consciente de 12 horas y realizar desayuno y cena.
Otras pautas menos recomendadas	Ayuno durante 24 horas una vez a la semana. Ayuno de un día de cada dos.

Durante los periodos de ayuno no debemos dejar de hidratarnos. Bebidas como el agua, tés, cafés y caldos sin azúcar ni sal pueden tomarse libremente durante todo el día sin restricción. El ayuno consiste en reducir la carga calórica, no en deshidratarse. Y aunque cueste, los beneficios valen la pena.

Y si cuando salimos del ayuno hacemos una dieta baja en fósforo, estaremos combinando el efecto de las

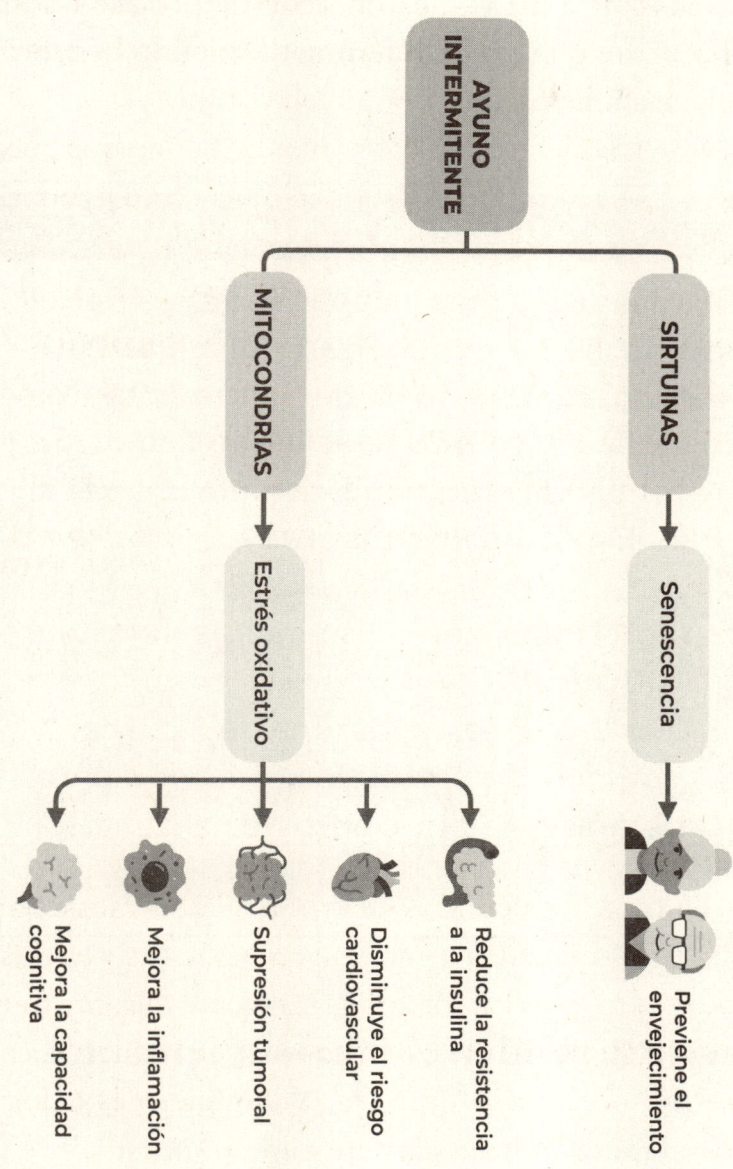

AYUNO INTERMITENTE

MITOCONDRIAS

SIRTUINAS

Estrés oxidativo

Senescencia

Mejora la capacidad cognitiva

Mejora la inflamación

Supresión tumoral

Disminuye el riesgo cardiovascular

Reduce la resistencia a la insulina

Previene el envejecimiento

sirtuinas con el del *klotho*: no se me ocurre una sinergia más potente que esta para aumentar nuestros años de vida y, encima, hacerlo con mucha salud.

Dieta que imita el ayuno (FMD)

Para las personas incapaces de realizar el ayuno, se ha popularizado una alternativa que, aunque no ha demostrado tantos beneficios, es más sencilla de seguir. Se recomienda efectuar esta dieta una vez al mes. El protocolo consiste en:

- Día 1 (transición): disminuir la ingesta a 1.100 kcal.
- Días 2-5: ingesta máxima de 725 kcal (9 por ciento de proteína, 44 por ciento de grasa, 47 por ciento de carbohidratos).

Lo que te venden con los suplementos

Hace algunos meses colaboré en el pódcast sobre alimentación *Comiendo con María*. La entrevista duró aproximadamente una hora, pero en el mundo de la inmediatez lo que manda es el *reel* de menos de un minuto. Esto hace que las cuentas de las redes sociales necesiten comprimir mensajes directos en muy poco tiempo con el fin de que sus seguidores puedan visualizarlo mientras hacen pis.

Nos pasamos el día con el móvil en la mano, pero nos cansamos en segundos del contenido que estamos visualizando. Las series triunfan más que las películas y los *reels* más que los vídeos. Encontrar el titular que dé pie a una visualización masiva no es sencillo, pero marca el éxito que va a tener; sería como encontrar el título adecuado a un artículo periodístico…, aunque sin ser periodista. Y esto genera contenido potencialmente amarillista, sesgado o directamente *fake*. *Comiendo con María* no es ese tipo de canal, y después de nuestra entrevista se generaron algunos *reels* bastante interesantes (y que adquirieron notoriedad). También críticas, como era de esperar. Incluso algún imbécil, ¿qué podemos hacer con los haters?

Dentro de los cuatro o cinco vídeos cortos que María publicó, destacaba uno sobre la suplementación en el que yo insistía en su futilidad. En concreto, comenté la evidencia científica disponible sobre dos suplementos: el de vitamina D y el de magnesio.

La moda de los suplementos ha generado negocio. Consultas en las que se evalúa cuántas cápsulas (no financiadas por el sistema público, esto nos da una pista del origen de todo esto) de supuestos micronutrientes deficitarios necesita la población sana. Cabe destacar que, aunque no estoy de acuerdo con la falta de financiación de algunos fármacos que son eficaces (como los de la obesidad), puede afirmarse que, en general, un principio activo que ha recibido el beneplácito para ser prescrito con descuento indica que hay evidencia científica que lo respalda.

Después de mi colaboración en el pódcast, recibí incluso algunas críticas malhumoradas por Instagram.

> Mira el jovencillo este, que no tiene ni idea.

> A ver si estudias un poco más.

> Deberías leer el libro X o seguir a tal persona, ellos sí que saben.

> Los médicos dais mensajes contradictorios.

Así que decidí hacer una búsqueda todavía más exhaustiva y publiqué un vídeo en mi propio perfil. Los que me conocen saben que me dedico a la sanidad pública, así que carezco de cualquier tipo de conflicto de interés.

Pero la investigación me gusta y creo que tengo bastantes conocimientos para diseccionar un estudio y encontrar la realidad que esconde.

La pirámide de la evidencia científica tiene en su cima los ensayos clínicos cuyo rigor y transparencia están garantizados, todavía más si cabe ahora que las agencias regulatorias han adoptado normativas muy duras. Así que, de todo lo que revisé, me quedé con tres ensayos clínicos muy potentes (publicados en la mejor revista del mundo de medicina: *New England Journal of Medicine*), de los que saqué las siguientes conclusiones:

- En el primero suplementaron con vitamina D a personas sanas en Estados Unidos. Incluyeron a más de 25.000 participantes a los que siguieron más de cinco años. Terminaron demostrando que no prevenían ni el cáncer ni la aparición de eventos cardiovasculares.[26]
- En el segundo incluyeron a 1.164 niños a los que se había administrado vitamina D nada más nacer, igual que a sus madres durante el embarazo. El resultado fue nuevamente negativo: ningún impacto en el crecimiento de los niños, a pesar de que en

26. J. E. Manson *et al.*, «Vitamin D Supplements and Prevention of Cancer and Cardiovascular Disease», en *New England Journal of Medicine*, 3 de enero de 2019, 380(1), pp. 33-44.

los países nórdicos se empeñen en suplementar la leche con vitamina D.[27]

- El tercero y último proviene de la población del primero, pero quiso evaluar si la administración de vitamina D tenía algún efecto en las fracturas óseas. Para sorpresa de nadie, nuevamente el resultado fue negativo.[28]

La oleada de críticas a mi vídeo, con insultos incluso, me hizo bloquear a algunas personas de mis redes sociales. Entiendo la frustración por haber estado pagando cientos de euros mensuales para nada, por eso no quise entrar al trapo.

Y todo esto pese a que dejé claro que hay situaciones en las que la vitamina D es beneficiosa, como, por ejemplo, en la enfermedad renal crónica, en la osteoporosis y en pacientes que reciben corticoides.

La suplementación de vitamina D no ha demostrado ningún efecto en la población general.

27. D. E. Roth *et al.*, «Vitamin D Supplementation in Pregnancy and Lactation and Infant Growth», en *New England Journal of Medicine*, 9 de agosto de 2018, 379(6), pp. 535-546.

28. M. S. LeBoff *et al.*, «Supplemental Vitamin D and Incident Fractures in Midlife and Older Adults», en *New England Journal of Medicine*, 28 de julio de 2022, 387(4), pp. 299-309.

Por supuesto, tampoco me rendí, y quise explicar que, lejos de generar un beneficio, el exceso de vitamina D, que tiene como función principal absorber calcio y fósforo del intestino, puede provocar un exceso de calcio en el riñón (y generar piedras) o depositarse en los vasos sanguíneos (y precipitar eventos cardiovasculares).

—Por eso hay que tomar suplementos de vitamina D junto con vitamina K —me respondió un usuario de la red social en cuestión.

Tengo que reconocer que me quedé a cuadros. La vitamina K es un elemento esencial para la coagulación: forma los trombos para evitar que nos desangremos. De hecho, el famoso Sintrom que toman muchos pacientes para evitar que se formen esos trombos basa su mecanismo en antagonizar la vitamina K. Como función adicional, esta vitamina es capaz de evitar calcificación de los vasos sanguíneos, y por eso los alimentos ricos en vitamina K pueden tener un efecto beneficioso sobre los eventos cardiovasculares. En concreto, me refiero a la espinaca, la berza, el brócoli y la lechuga. De hecho, si alguien toma Sintrom, sabe que debe limitar el consumo de estos alimentos para evitar precisamente que se modifique su efecto.

Volviendo al efecto vascular, la vitamina K se estudió en un grupo de pacientes con elevada calcificación vascular, aquellos que tienen enfermedad renal y están en diálisis. Si bien es cierto que, a nivel teórico, la suplementación en pacientes de altísimo riesgo podía ser beneficiosa y algunos pequeños estudios han demostrado su efecto, la conclusión general fue que no había suficiente evidencia para añadir un fármaco más a la prescripción de los pacientes.

Por cierto, es importante reseñar que en los estudios se usaban 10 mg de vitamina K. Pues bien, los *suplementadores* decidieron extrapolar los resultados a la población sana (eso sí, conocedores de que las dosis pueden limitar su comercialización al ser considerados como fármacos, optaron por añadir una pizca de entre 90 y 300 microgramos) y vender los suplementos de vitamina K como protectores de los vasos sanguíneos. Nada más lejos de la realidad, un nuevo engaño para seguir facturando, vendiendo humo.

No te enfades tanto, hombre

—¡Cada vez que te veo en la tele o en las redes, me das miedo, tío! —me dijo mi amiga Cris un día dando un paseo.

—Tienes razón, pero es que cuando escucho las barbaridades que están vendiendo algunos por ahí me pongo negro.

—Lo explicas muy bien, el problema es que a los que no tenemos ni idea es muy fácil engañarnos. Yo ahora entiendo la diferencia entre un ensayo clínico y un estudio, pero no todo el mundo lo sabe interpretar.

—Pues si te cuento un aspecto aún más importante cuando se genera evidencia, te vas a sorprender más.

En medicina existen muchas asociaciones probadas. Un ejemplo muy sencillo que algunos conocerán: el exceso de triglicéridos supone un riesgo de tener un infarto. Con esta lógica, tratar los triglicéridos con fármacos debería servir para disminuir el riesgo de tener dicho evento, ¿no? Pues no. O al menos, no tanto como cabría esperar. Sabemos que bajar con fármacos los triglicéridos en población sana no ha demostrado con tanta claridad ese efecto. ¿A qué se debe esto? Principalmente a la dificultad para entender nuestro organismo.

A veces pensamos que una vía influye en un efecto y no tenemos en cuenta que las reacciones del organismo están todas relacionadas. Los triglicéridos forman parte de una cascada de manejo de los lípidos a muchos niveles, por lo que, atajando un solo factor, no tenemos por qué conseguir el efecto deseado; incluso podemos lograr lo contrario, generar reacciones adversas. De hecho, hay subgrupos de pacientes que sí se benefician claramente de recibir fármacos para los triglicéridos (por ejemplo, los diabéticos).

El problema es que no nos permitimos profundizar para comprender. Alguien con los triglicéridos altos seguro que tiene una dieta peor que otra persona con niveles bajos. Así que tener los triglicéridos altos implica que se realizan otras actividades poco saludables que contribuyen a ese riesgo. Por eso, disminuir solo los triglicéridos con fármacos tiene un efecto mínimo. Probablemente, conseguir bajar los triglicéridos con una alimentación más sana provoque un efecto mayor porque implica varias vías.

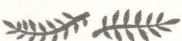

*La evidencia científica
se basa en ensayos clínicos aleatorizados
que tienen como variable de resultado un evento
(por ejemplo, riesgo de muerte); del resto
de estudios no se pueden sacar
recomendaciones claras.*

Pues con los suplementos pasa algo parecido. Sabemos que algunos valores bajos de magnesio, zinc, vitaminas pueden asociarse a un peor estado de salud. Sin plantearnos por qué en un momento determinado tenemos esos valores bajos, nos dedicamos a suplementar (a veces con dosis ínfimas y engañosas) buscando un beneficio clínico que no se logra.

La moda del magnesio está relacionada sobre todo con el ejercicio físico. Como las personas que tienen hipomagnesemia presentan alteraciones óseas y dificultad para la regeneración muscular, se ha extendido el uso a la población general para lograr beneficios deportivos. Y eso no tiene ningún sentido.

En primer lugar, porque tener los niveles bajos sin una enfermedad que condicione la alimentación y la absorción es prácticamente imposible. El magnesio que recibimos con la dieta (vegetales, frutos secos, legumbres y semillas) es más que suficiente para mantener los niveles orgánicos normales, y por ello no hay ninguna razón para suplementarlo en población sana. De hecho, si en una analítica tenemos el magnesio bajo, hay que buscar la causa y no suplementar sin pensar que debajo puede haber un problema mayor.

Y en segundo lugar, porque nadie ha demostrado que los niveles altos o muy altos de magnesio generen un mejor rendimiento deportivo.

Vale, *doc*, entonces, ¿tú te tomarías algún suplemento?

Y ahora la pregunta sería si, como hacemos los médicos habitualmente, además de prohibir o dejar de recomendar algunos productos, existe algún suplemento que haya demostrado un efecto beneficioso y, por tanto, pudiera ser incorporado en nuestras vidas. Y la respuesta es sí. Y por partida doble.

Antes de nada, quiero que quede claro que no tengo ningún tipo de vinculación con las empresas que comercializan estos productos y que, por tanto, mi opinión está basada en una revisión científica. Sé que poner esto no me exime de críticas, pero en mi conciencia tranquila no quería dejar de ponerlo por escrito. Es más, declarar los potenciales conflictos de interés es de suma importancia, y cualquier trabajo científico o presentación en un congreso exige una declaración transparente. Y este libro tiene para mí el mismo bagaje, ya que está fundamentado en la evidencia sin sesgos económicos, políticos o comerciales.

Al igual que en la sangre tenemos colesterol «bueno» y «malo», los ácidos grasos de la dieta también se catalogan en beneficiosos (poliinsaturados) y perjudiciales (saturados). El grupo de las grasas poliinsaturadas está formado por dos tipos: omega-3 y omega-6, y su origen es la dieta. Son elementos muy importantes para nuestra salud, especialmente el omega-3, ya que han demostrado reducir los niveles de colesterol LDL (malo) y de triglicéridos.

Alimentos ricos en grasas poliinsaturadas (por 100 g)		
Pescados	Aceites	Frutos secos
Salmón (2 g)	Linaza (53 g)	Almendras (0,5 g)
Trucha (0,7 g)	Colza (9 g)	Nueces (9 g)
Atún (1,3 g)	Girasol (0,2 g)	Semillas de chía (20 g)
Sardinas (2 g)	Oliva (0,2 g)	Semillas de linaza (23 g)

Pero como no todo puede ser perfecto, nuestro cuerpo es incapaz de sintetizar la mayoría de ellos y, por tanto, debemos aportarlos desde otras fuentes. En condiciones normales, las recomendaciones de ingesta diaria de omega-3 se sitúan entre 1 y 1,5 gramos, así que con una dieta equilibrada alcanzaríamos los niveles adecuados.

Numerosos estudios han tratado de determinar el efecto de la **suplementación de omega-3** en determinados grupos de pacientes. Hasta la fecha, la evidencia más importante ha sido en la reducción de eventos cardiovasculares en poblaciones de riesgo para reducir el riesgo de infarto agudo de miocardio. Pero ¿y en personas sanas?

Para ilustrar este apartado, me voy a referir al estudio más importante realizado hasta la fecha: DO-HEALTH

Study.[29] Los investigadores diseñaron un ensayo clínico en el que incluyeron a pacientes mayores de setenta años a los que se administró omega-3 (1g/día), vitamina D (2.000 UI/día) y se pautó ejercicio de fuerza (treinta minutos a la semana). El objetivo era demostrar si las tres medidas solas o en combinación eran capaces de reducir la aparición de algunas enfermedades y, sobre todo, de enlentecer el envejecimiento.

Para medir esto último, los investigadores utilizaron lo que conocemos como *relojes biológicos*, que son cambios en nuestro material genético (ADN) potencialmente relacionados con un detrimento acelerado de nuestra edad biológica. En concreto, miden la metilación del ADN, un proceso habitual a lo largo de nuestra vida y que activa o desactiva genes relacionados con el envejecimiento y la aparición de enfermedades. Es una herramienta muy novedosa en la comunidad científica y se ha ido perfeccionando a lo largo de los últimos años, a la vez que se ha incorporado a los estudios que pretenden analizar la longevidad.

Y el estudio DO-HEALTH no iba a ser menos; de hecho, utilizó diferentes relojes biológicos para comprobar sus resultados. Tras tres años de seguimiento, sus

---

29. H. A. Bischoff-Ferrari *et al.*, «Individual and additive effects of vitamin D, omega-3 and exercise on DNA methylation clocks of biological aging in older adults from the DO-HEALTH trial», en *Nature Aging*, marzo de 2025, 5(3), pp. 376-385.

conclusiones reflejaron que el consumo de omega-3 se asoció a una ralentización de nuestro reloj biológico (a diferencia del resto de medidas). Aunque en el día a día sea imposible medir los niveles de omega-3 en nuestra sangre, los resultados de este estudio, realizado en población sana, sí parecen abogar por garantizar el consumo mínimo de 1 gramo de omega-3 al día, y en caso de no alcanzarlo, suplementarlo mediante cápsulas. En el terreno de la enfermedad, sobre todo cardiaca, esta recomendación está aún más sustentada.

Garantizar un consumo de 1 gramo de omega-3 al día se asocia a un menor envejecimiento.

«¿No me ibas a hablar de dos suplementos?», me recordó mi subconsciente cuando me disponía a dar por finiquitado este capítulo.

El segundo es la **nicotinamida (o niacina)**, una forma de vitamina B3 que tiene un efecto protector sobre el ADN y promueve su reparación. Asimismo, la suplementación con nicotinamida ha demostrado preservar la función mitocondrial (recordemos, la central nuclear del organismo), reducir la inflamación y modular la microbiota intestinal. Por tanto, pudiera parecer que la nicotinamida es un suplemento que cumple con todo lo que se espera de una molécula antienvejecimiento. Incluso ha demostrado efectos cosméticos con una mejoría de la hidratación de la piel y una disminución del enrojecimiento y las arrugas. ¡Un chollo de suplemento!

Sin embargo, nos volvemos a chocar con la evidencia científica y con cómo se interpreta. Hasta la fecha, los estudios con nicotinamida están realizados en animales. Los pocos ensayos realizados en humanos incluyen muestras muy pequeñas con resultados poco concluyentes. Por si fuera poco, aún no conocemos cuáles son los niveles adecuados de nicotinamida, y estos ni siquiera se miden en la práctica clínica. Y es por esta razón que hay que entender bien cómo se fabrica la evidencia científica y sus fases.

El tedioso desarrollo de una nueva molécula precisa de un mínimo de diez años para ver la luz desde que surge la idea. Para asegurar la eficacia y la seguridad de un nuevo fármaco, este debe completar tres fases y someterse a un control (fase 4). Cada una de las fases del desarrollo de un fármaco tiene un objetivo e incluye a un determinado perfil de sujetos. La fase 1 trata de evaluar la seguridad en personas sanas, la 2 testa el fármaco en pacientes y la 3, que es la clave, determina la eficacia en un elevado grupo de enfermos. Y esta fase es fundamental para que se comercialice un fármaco.

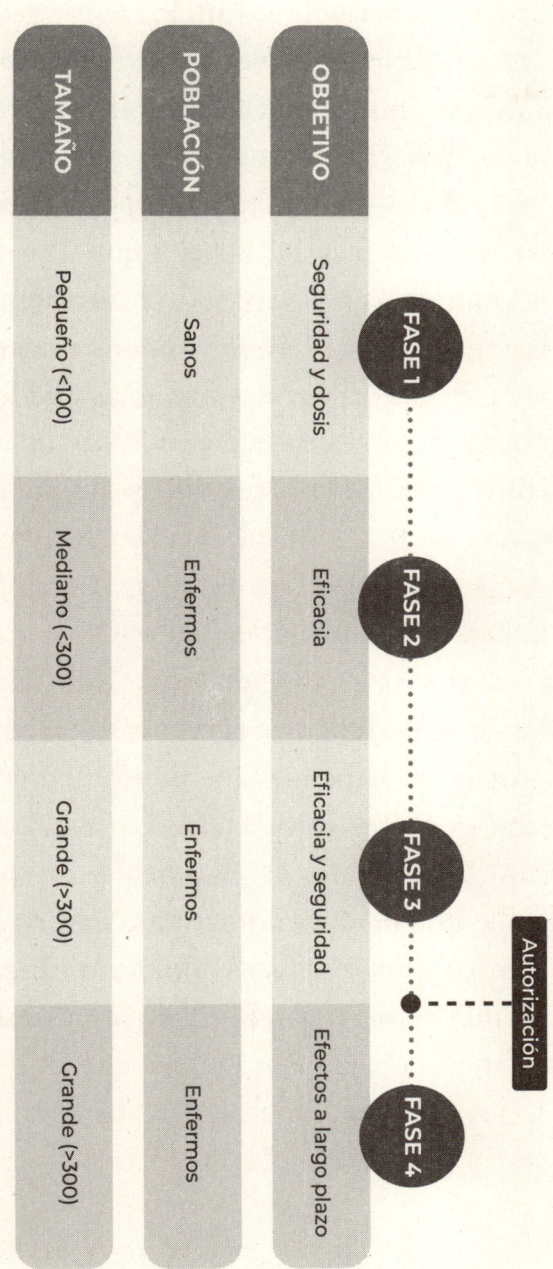

OBJETIVO	POBLACIÓN	TAMAÑO
FASE 1 Seguridad y dosis	Sanos	Pequeño (<100)
FASE 2 Eficacia	Enfermos	Mediano (<300)
FASE 3 Eficacia y seguridad	Enfermos	Grande (>300)
FASE 4 Efectos a largo plazo	Enfermos	Grande (>300)

Autorización

Por eso, cuando leemos noticias sobre avances científicos es clave que busquemos en qué fase de desarrollo se encuentran porque muchas veces tan solo unos buenos resultados iniciales ocupan grandes titulares que luego quedan en nada. Aproximadamente, solo un tercio de lo que se evalúa en fase 1-2 llega a fase 3.

La nicotinamida me parece un buen ejemplo de que hay que ser pacientes. Tenemos buenos resultados iniciales, sabemos que por cómo funciona puede ser eficaz, pero la confirmación aún está pendiente de estudios en fase 3. ¿Entonces? Mi propuesta es que busquemos la nicotinamida de forma natural hasta confirmar que se trata de un suplemento con beneficios reales y no otro más de la lista de cosas que no sirven para nada.

Con una dieta equilibrada, es sencillo mantener los niveles de nicotinamida. Por el contrario, a consecuencia de la desnutrición, sabemos que su déficit conduce a una enfermedad poco conocida en los países desarrollados: la pelagra. Esta patología, habitual en países en vías de desarrollo con carencias nutricionales, se caracteriza por un cuadro muy llamativo de dermatitis, diarrea y demencia que, de no resolverse, se torna irreversible.

Alimentos ricos en nicotinamida
Pollo
Pavo
Atún
Salmón
Hígado
Leche
Yogur
Lentejas
Garbanzos
Almendras
Arroz integral
Espárragos
Champiñones
Guisantes
Aguacate
Carnes crudas

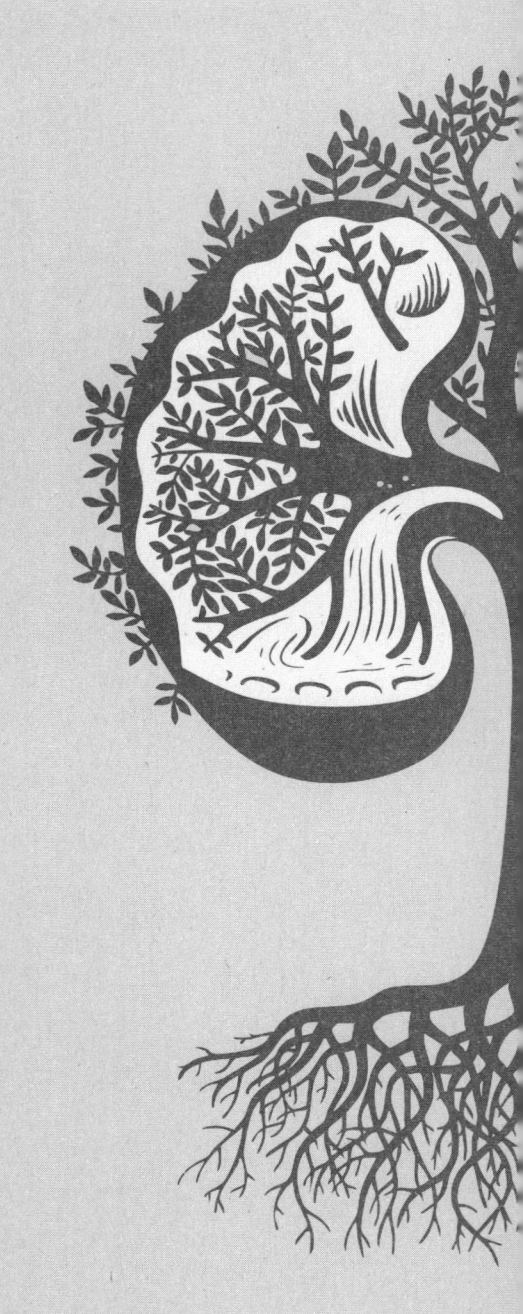

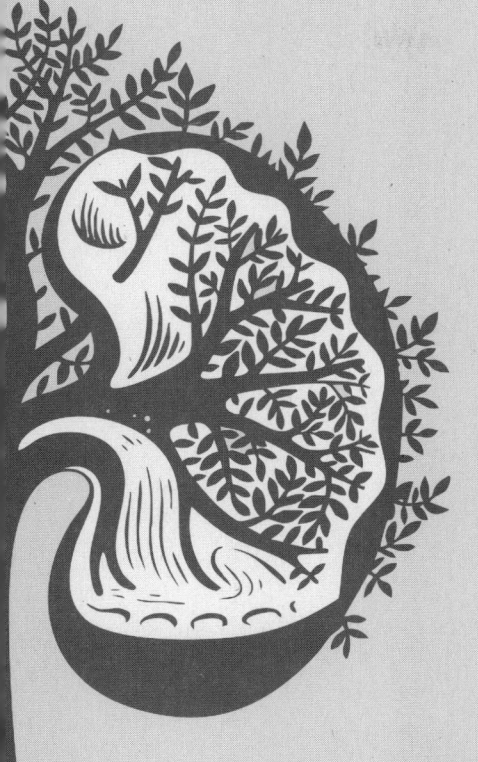

8

Los microbios de tu intestino te dan la vida

Solo con una microbiota sana vivirás más de cien años

Lavarte poco los dientes no solo es ser un guarro

Está ampliamente demostrado que todos tenemos fetiches al evaluar la belleza de una persona. Y no me refiero al enamoramiento de alguien que te pueda atraer físicamente, sino a las sensaciones que te transmite alguien a quien ves por primera vez. Y mi fijación son los dientes. No es una cuestión de ser superficial ni mucho menos; de hecho, unos dientes perfectos llenos de fundas y con una ortodoncia perfecta tampoco me generan confianza. Me refiero a **la salud dental, esa que, bajo mi punto de vista, debería formar parte de la cartera de servicios públicos.**

—¡Sí, claro, ahora vamos a pagar la estética! —Es la típica respuesta que me encuentro cuando propongo que los dentistas sean públicos para realizar, por ejemplo, una limpieza anual.

—No, no es cuestión de estética. Está claro que el sistema sanitario no debe pagar determinadas intervenciones tan extendidas hoy en día por mero capricho. Sin embargo, si te dijera que **la higiene dental se asocia a enfermedades graves a largo plazo y que pueden ser prevenibles,** ¿opinarías lo mismo?

La gingivitis y la periodontitis alcanzan a más de la mitad de la población mundial. Consisten en la inflamación crónica de las encías. En concreto, suelen estar asociadas a la persistencia de bacterias dañinas relacionada con una deficiente higiene dental. La gingivitis en general suele ser leve (en comparación con la periodontitis, que incluso puede afectar al hueso) y por eso normalmente pasa desapercibida. La clave para evitar que aparezca es la prevención con limpiezas habituales, cepillado continuo y uso de hilo dental.

Lo más interesante es que, más allá del aspecto enfermizo de nuestras encías o la halitosis que pueden provocar, en el año 2019 se realizó un descubrimiento que cambiará una enfermedad que hasta la fecha no tiene cura: el alzhéimer.[30]

Un elevado número de investigadores de todo el mundo que ya habían descubierto la **relación entre el desarrollo de la enfermedad de Alzheimer y la inflamación de las encías** fue capaz de determinar la causa. En un impresionante estudio, los investigadores aislaron en el cerebro de pacientes con alzhéimer unas bacterias muy peculiares denominadas *Porphyromonas gingivalis*. Estos microorganismos no eran desconocidos, o al menos no lo eran para los dentistas, ya que se encontraban a la cabeza de los agentes causales de las gingivitis y la periodontitis. Encontrarlos en el cerebro implicaba que habían sido capaces de migrar desde las encías sin ninguna barrera que lo impidiera. Pero el descubrimiento fue más allá.

Estas bacterias secretan una proteína denominada *gingipaína*, capaz de destruir neuronas y formar placas de amiloide (el elemento clave en el desarrollo de la enfermedad de Alzheimer). Así que para evidenciar con claridad el hallazgo, el equipo de científicos bloqueó la acción de la gingipaína, lo que disminuyó la neurotoxici-

---

30. S. S. Dominy *et al.*, «*Porphyromonas gingivalis* in Alzheimer's disease brains. Evidence for disease causation and treatment with small-molecule inhibitors», en *Science Advances*, 23 de enero de 2019, 5(1), p. 3333.

dad, e incluso reparó neuronas lesionadas. De esta forma consiguieron demostrar que su hipótesis era cierta.

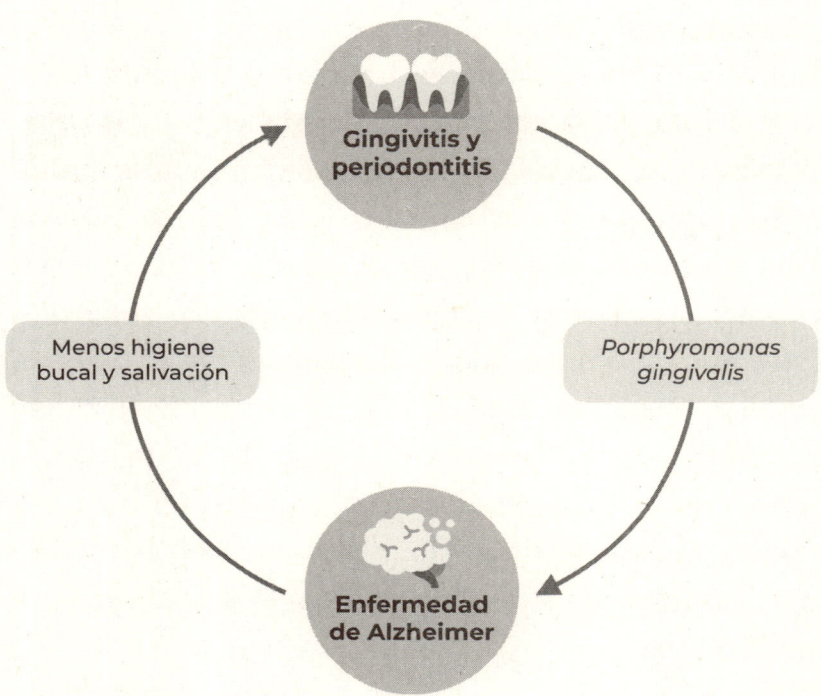

La relación entre la enfermedad de Alzheimer y la inflamación crónica de las encías es la pescadilla que se muerde la cola. Los pacientes que padecen esta enfermedad incurable tienen afectadas algunas capacidades que afectan al cuidado dental. Así, por ejemplo, sabemos que fabrican menos saliva y que no se quejan en caso de sufrir molestias; esto condiciona que reciban con menos frecuencia asistencia por parte de los dentistas. Por ello se recomienda que, en cualquier situación, pero sobre todo en pacientes con demencia, se preserve la salud dental para evitar que esta progrese con mayor celeridad.

Higiene dental

- Cepillado mínimo dos veces al día y después de cada comida.
- Recambio del cepillo dental cada tres meses y preferiblemente uso de uno eléctrico.
- Uso diario del hilo dental.
- Limpieza dental cada seis meses.
- Evitar el tabaco.
- Alimentación saludable baja en azúcares.
- Limpieza diaria de retenedores y prótesis dentales.

Pero la cosa no queda ahí. La inflamación crónica es uno de los males de nuestro tiempo. Se relaciona con la mala alimentación, con el sedentarismo y con la contaminación, y su impacto a nivel del organismo es enorme. Estamos en el punto álgido de toda la historia en el desarrollo de tumores, enfermedades reumatológicas y afectaciones cardiacas. Y la higiene dental contribuye de manera importante a esta pandemia inflamatoria.

Por un lado, la inflamación de las encías implica la circulación de moléculas (citoquinas) que dañan órganos a distancia, como los vasos sanguíneos, y así promueven la indeseable ateroesclerosis, antesala de los eventos cardiovasculares. Y por otro lado, sustituye los microorganismos sanos de nuestro intestino (microbiota) por otros tóxicos, lo que conduce a dañar nuestros órganos.

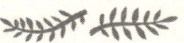

La higiene dental es importante por estética, pero sobre todo si no quieres tener alzhéimer precoz.

¡Mucha microbiota!

Sí, somos lo que comemos. **El envejecimiento depende un 25 por ciento de lo que somos (los genes) y un 75 por ciento de lo que decidimos ser.** Esto último, modificable a todos los efectos, incluye en gran medida la alimentación y los cambios que se derivan de la misma.

El interés por la microbiota es bastante reciente, y

hasta podríamos pensar que se trata de una moda. Sin embargo, la primera referencia a la relación entre la microbiota y el envejecimiento data de principios del siglo pasado, cuando Elie Metchnikoff demostró la enorme longevidad de una población rural búlgara que se alimentaba a base de yogures. ¡Hasta un Premio Nobel se llevó por eso!

Pero que todo el mundo hable de la microbiota no significa que sea algo tan tangible como algunos pretenden vender. Hace poco un paciente en la consulta me hizo hasta reír con la situación que me propuso:

—Doctor, he oído que los pacientes que tenemos algunas enfermedades, como por ejemplo daño en los riñones, tenemos alterada la microbiota.

—Pero, Eugenio, entre tú y yo, ¿qué sabes de eso?

—Entre Google y yo, querrá usted decir.

—Manejas el ordenador a tus ochenta mejor que algunos que yo me sé con treinta.

—Pues he leído que son los microbios que tenemos en las tripas y que nos ayudan a hacer la digestión. Y que hay algunos beneficiosos y otros perjudiciales.

—No vas nada desencaminado. Los microorganismos (bacterias, hongos, virus...) que pueblan nuestro intestino tienen un efecto sobre la digestión, pero también sobre la inflamación, sobre el sistema inmunológico y sobre la síntesis de vitaminas que nosotros no podemos producir, como la K y la B.

Mientras le explicaba la importante función de la microbiota, vi que echaba mano a una mochila verde que siempre lo acompaña y, para mi sorpresa, sacó un bote estéril con contenido en su interior.

—¿Qué es eso, Eugenio? —interrumpí mi explicación con la esperanza de que lo que contenía el envase no fuera lo que estaba pensando.

—Pues que quiero que me analicen mi microbiota.

Cuando divulgamos, debemos ser cuidadosos con las novedades que contamos y el desarrollo clínico real de algunas de ellas. A veces hablamos —me incluyo— sobre los efectos de determinadas moléculas o técnicas recién descubiertas, sin pensar en que la información la reciben pacientes en situaciones desesperadas que se agarran a un clavo ardiendo. Ellos ven un halo de esperanza en determinadas investigaciones, pero no son conscientes de que, por ejemplo, un fármaco eficaz precisa de al menos diez años para salir al mercado desde su descubrimiento. Este largo caminar, tedioso en muchas ocasiones, permite asegurar su seguridad y eficacia.

La microbiota es un ejemplo de ello. Y pese a su buena fama, aún no se ha implantado en la práctica clínica habitual. Sabemos que los microorganismos de nuestro intestino son fundamentales y que potenciar su desarrollo y crecimiento puede hacer que crezcan otros patógenos que lesionen nuestro organismo. Pero hoy en día es impensable medir la microbiota en una muestra de heces en la práctica clínica habitual.

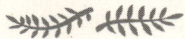

> *Nuestra microbiota está compuesta por entre 500 y 1.000 especies de microorganismos, siendo las más frecuentes los* Firmicutes y Bacteroidetes.

Hay numerosas situaciones que alteran nuestra microbiota, pero si estos cambios son de poca intensidad, rápidamente el organismo recupera la situación de normalidad (eubiosis). En el caso de daño prolongado e irreversible, se produce una alteración de la composición de esta microbiota conocida como *disbiosi*s.

Como muestra de que la microbiota es dinámica, los bebés apenas carecen de microorganismos en su intestino. A medida que se desarrollan y a través de la flora vaginal y gastrointestinal de la madre y, posteriormente, de la leche materna, van formando su propio ecosistema hasta alcanzar la cima en la edad adulta.

Conservar la microbiota es, por tanto, una iniciativa fundamental para evitar acelerar nuestro envejecimiento. Actitudes tan sencillas como no comer ultraproce-

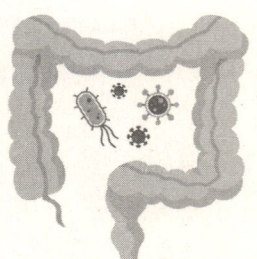

FACTORES QUE ALTERAN LA MICROBIOTA
· Dieta
· Envejecimiento
· Antibióticos
· Estrés

ENFERMEDADES RELACIONADAS CON LA MICROBIOTA
· Inflamación
· Inmunidad
· Cáncer
· Conducta

sados (supongo que, a estas alturas, todos entendemos el impacto que tiene este hábito en el *klotho*), azúcares y grasas, y limitar el estrés pueden evitar que nuestros miroorganismos intestinales saludables se vuelvan agresivos y nos generen la temida inflamación o alteren nuestra inmunidad.

Y la preservación de la microbiota no solo depende de uno mismo. Estamos en una época dura para la medicina. El acceso inmediato a la información ha generado una medicina defensiva muy peligrosa. Los pacientes acuden a los hospitales demandando pruebas (en ocasiones innecesarias) y tratamientos (en ocasiones perjudiciales). El manejo de las infecciones es un ejemplo de ello.

—Borja, tengo un paciente de 30 años en el box 4 con fiebre y dolor de garganta.

—¿Algo que nos haga sospechar una infección bacteriana?

—No, tiene la procalcitonina normal, no tiene placas en la garganta… Parece una gripe.

—Dale el alta con analgesia convencional. Y si empeora, siempre puede volver.

—Lo he intentado, dice que con fiebre no se va.

—¿Y qué quiere que hagamos? Probablemente será una gripe, estamos en noviembre. Dile que en veinticuatro horas lo llamamos con el resultado de los cultivos para que se quede tranquilo.

—Quiere que le recetemos antibiótico porque ha leído que las gripes se pueden sobreinfectar y derivar en neumonías graves.

Fármacos asociados con alteración de la microbiota

Antibióticos
Laxantes osmóticos
Hormonas
Benzodiacepinas
Antidepresivos
Antihistamínicos
Inhibidores de la bomba de protones
Estatinas

Y ahí es donde tenemos que explicar a todo el mundo que, si damos ese antibiótico de más, corremos el riesgo de cargarnos la microbiota del paciente y, sobre todo, de hacer cepas de bacterias superresistentes. Esto último supone un enorme peligro.

De hecho, ya hay publicaciones sobre bacterias contra las que aún no se han desarrollado antibióticos. Solo en España, en 2023 murieron 24.000 personas por infecciones asociadas a gérmenes multirresistentes. El problema es que vivimos con el miedo de que ese paciente nos denuncie (situación que, aunque es infrecuente, cada vez es más habitual). ¿Cuántas veces nos encontramos con pacientes que exigen sin tener conocimiento? Muy pocas. Tantas como cualquier paciente puede encontrarse con un médico inepto. Pero una denuncia tiene mucha más visibilidad que cien tratamientos correctos.

¿Se imaginan llegar a casa y ver en las redes sociales que un paciente *influencer* al que han valorado sube un vídeo criticándolo? Yo sí. Lo he visto. No lo he sufrido. Por suerte.

Prebióticos, probióticos y ¿simbióticos?

—¿En serio se puede hacer un trasplante de heces? —me preguntó un estudiante de Medicina que rotó con nosotros en la planta de Nefrología.

—Como última opción y en este tipo de diarreas sí. Un paciente que presenta una infección del tubo gastrointestinal por bacterias como *Clostridium difficile* ha hecho una transformación de su microbiota por una perjudicial. Normalmente es por el uso continuado de antibióticos durante mucho tiempo, que han aniquilado sus bacterias habituales. Como no tiene esa microbiota sana, no absorbe bien los alimentos y tiene diarreas muy importantes e incluso otras complicaciones. Así que, como primera opción, debemos usar antibióticos dirigidos contra esa especie patógena. Solo en el caso de que no funcione, el trasplante de heces con microbiota normal ha demostrado mejorar estos cuadros infecciosos.[31]

—Lo entiendo, Borja, pero ¿y eso que he oído de usar probióticos para restaurar nuestra flora intestinal? ¿Es un mito o es verdad?

Lo primero es definir a lo que nos estamos refiriendo:

- Un probiótico es un microorganismo que se ingiere para que colonice nuestro tubo digestivo.
- Un prebiótico es una sustancia (no viva) que favorece el crecimiento de los microorganismos de nuestro tubo digestivo.
- Un simbiótico es la combinación sinérgica de un prebiótico y un probiótico.

31. R. del Campo-Moreno et al., «Microbiota and Human Health. Characterization techniques and transference», en *Enfermedades Infecciosas y Microbiología Clínica*, abril de 2018, 36(4), pp. 241-245.

Sobre el papel, la modulación de la microbiota debería tener un impacto a muchos niveles. Sin embargo, y a pesar de los múltiples estudios publicados hasta la fecha, los resultados nos dejan un poco fríos. Si bien es cierto que los probióticos, prebióticos y simbióticos carecen de efectos adversos importantes, tampoco se ha demostrado un beneficio muy claro en campos como la oncología o la cardiología, donde la evidencia científica es mayor. Algunos resultados preliminares muestran que la diabetes mellitus, la ateroesclerosis (rigidez de los vasos sanguíneos) o incluso los trastornos de la conducta (depresión, insomnio, ansiedad) pudieran mejorar con su uso, pero la evidencia es escasa como para recomendarlos de forma universal.

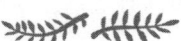

El uso de probióticos no ha demostrado ser efectivo en el tratamiento de enfermedades más allá de la diarrea infecciosa, pero podría tener un papel preventivo en el cáncer y en el sistema cardiovascular.

Lo que sí está claro es que la integridad de la microbiota es fundamental para nuestra salud, pero aún no hemos encontrado la manera de restaurarla con claridad para obtener un beneficio evidente. Esto no quiere decir que, en situaciones concretas, como infecciones gastrointestinales relacionadas con antibióticos, algunos compuestos puedan ser beneficiosos en la prevención y duración del cuadro, como se ha demostrado recientemente.[32] Y para ello, la mejor pauta es ingerirlos media hora antes de comer o dejando dos o tres horas de ayuno.

Así que, dado el beneficio y la importancia de cuidar las bacterias de nuestro organismo, dejemos de lado el escatológico «¡Mucha mierda!» por otro mucho más saludable: «¡Mucha microbiota!».

Tengo SIBO, ¿y tú?

—Qué malas digestiones hago, Borja. Es que no sabes qué dolor de tripa me entra después de comer. Me tengo que ir a caminar durante dos horas para que se me pase un poco.

—No me digas más, ¿te han diagnosticado SIBO?

—¿Cómo lo sabes?

32. A. Saviano *et al.*, «The Efficacy of a Mix of Probiotics (*Limosilactobacillus reuteri* LMG P-27481 and *Lacticaseibacillus rhamnosus* GG ATCC 53103) in Preventing Antibiotic-Associated Diarrhea and *Clostridium difficile* Infection in Hospitalized Patients. Single-Center, Open-Label, Randomized Trial», en *Microorganisms*, 18 de enero de 2024, 12(1), p. 198.

—Porque ahora todo el mundo tiene SIBO. Siento decirte que tu diagnóstico no es nada excepcional. ¿Y qué tal con la dieta?

—Pues me veo incapaz de hacerla, ¡no sé qué comer!

El Sobrecrecimiento Bacteriano del Intestino Delgado (SIBO) y el Sobrecrecimiento Metanogénico Intestinal (IMO, ambos por su sigla en inglés) se han puesto de moda. Se calcula que hasta el 30 por ciento de la población padece estas supuestas enfermedades en las que se produce un sobrecrecimiento bacteriano diferente al saludable.

Los síntomas son muy poco específicos: incluyen dolor abdominal, gases (sobre todo tras las comidas) o alteración de la motilidad (estreñimiento y diarrea). Y esto genera un problema de sobrediagnóstico de una enfermedad que posiblemente siempre ha existido pero que ahora, con nuestros hábitos alimentarios, hemos potenciado. A eso se suma el uso indiscriminado de algunos fármacos, como antibióticos o antiácidos (como el Omeprazol), y otras enfermedades, como la diabetes o la enfermedad renal.

	SIBO	IMO
Localización	Intestino delgado	Intestino delgado y colon
Causantes	Bacterias	Arqueas
Diagnóstico	Prueba de aliento con hidrógeno	Prueba de aliento con metano
Tratamiento	Dieta *low* FODMAPS • Alimentos NO restringidos: carne, huevos, pescados y lácteos sin lactosa. Frutas, verduras y legumbres que no sean ricos en FODMAPS. • Alimentos ricos en FODMAPS: — Frutas: manzana, melocotón, pera, sandía, cerezas. — Verduras: cebolla, ajo, alcachofa, calabaza, brócoli, coliflor. — Harina de trigo. — Lácteos. — Cereales y panes integrales. — Legumbres como lentejas y garbanzos. — Ultraprocesados, azúcares. — Alcohol. — Fritos, rebozados o irritantes. Antibióticos orales Probióticos (poca evidencia en su uso)	

* Para ver la lista completa de alimentos consultar la web de la Sociedad Española de Endocrinología y Nutrición:

El principio de la dieta con restricción de FOD-MAPS (acrónimo de Fermentable Oligo-Di-Monosaccharides and Polyols —oligosacáridos, disacáridos, monosacáridos y polioles fermentables—) es evitar carbohidratos que no se absorben bien en el intestino delgado y fermentan en el grueso produciendo los clásicos síntomas. Sin embargo, no es una dieta sencilla de seguir, puesto que es muy restrictiva. En casos más graves, puede ser necesario recurrir a antibióticos tipo rifaximina, que permite resetear el sobrecrecimiento bacteriano causante del cuadro. Aunque en muchas guías se recomienda el uso de probióticos, la evidencia en su efectividad es baja.

—¿Cómo vas con lo de SIBO? —le pregunté a mi familiar, cuya identidad prefiero no desvelar.

—Pues mejor, pero ¿esto es para toda la vida? ¡Con lo que me gusta el pan!

—No, ahora estás en la fase mala. Primero se eliminan todos los alimentos potencialmente causantes de la enfermedad. Tras la fase de eliminación o restrictiva, que dura entre dos y seis semanas, empieza la de reintroducción, en la que se pretende determinar qué alimentos han causado el SIBO o el IMO. Finalmente, tiene lugar la fase de personalización o mantenimiento, en la que ya sí se establece una dieta para toda la vida.

En definitiva, el SIBO y el IMO generan síntomas molestos (nada graves) que pueden impactar en nuestra calidad de vida, por lo que hay que buscar medidas que los mejoren. Sin embargo, yendo al fondo de la cuestión, creo que la realidad sobre este sobrecrecimiento bacteriano tiene su origen en nuestros hábitos alimentarios. **¿Nadie se ha parado a pensar que nuestra cómoda vida industrializada va en detrimento de nuestra salud hasta el punto de crear nuevas enfermedades?**

Desde luego, es para dedicarle un pensamiento.

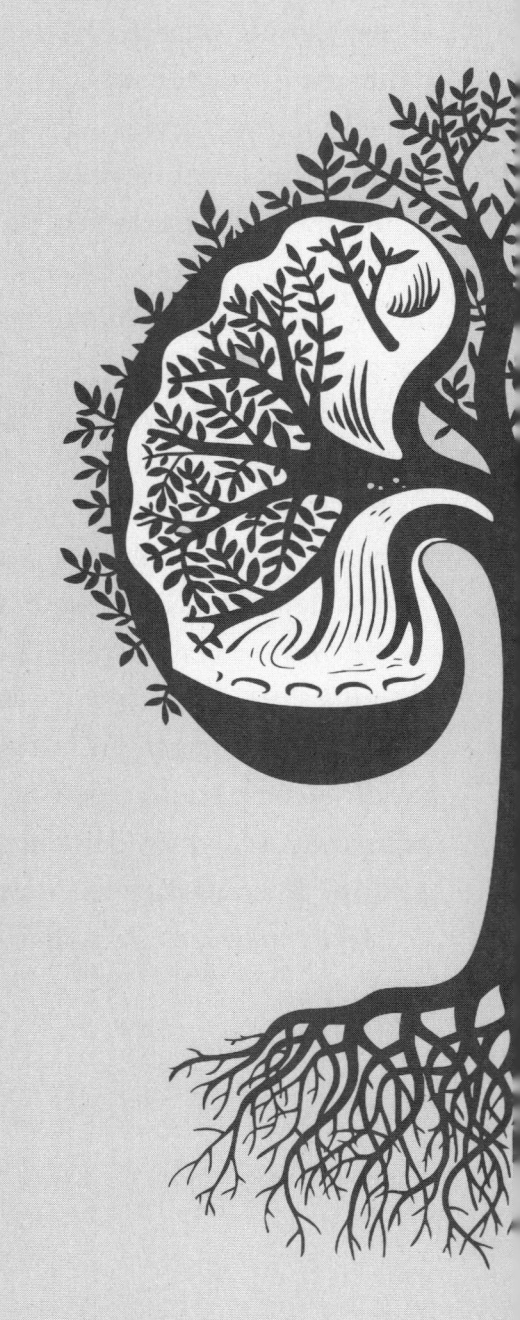

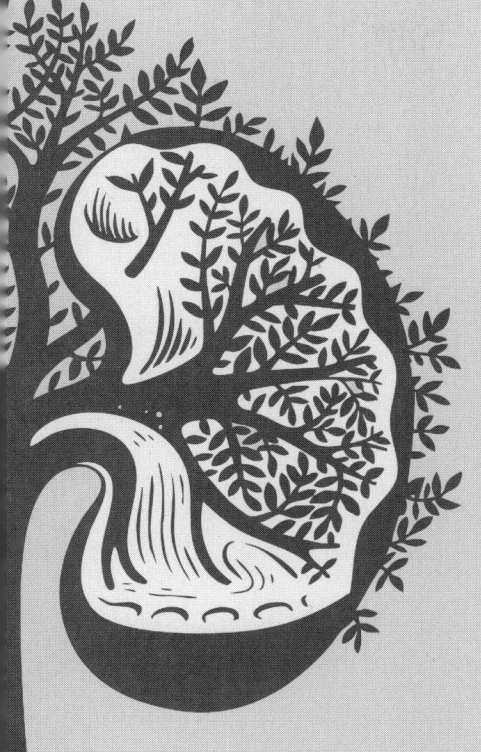

9

Duerme bien,
duerme más

*Dormir más de seis horas
al día te da un año de vida;
trabajar de noche te quita cinco*

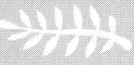

El fin de semana es para descansar

Sí, lo sé, pensar en el viernes por la noche como un momento en el que poder quedarme traspuesto, transportarme en estado poco vigil a la cama y dormir sin despertador es ser un *viejoven*.

—¡Con lo que tú has sido! ¿Y ahora ni una copa? —me repiten los más fiesteros de mis amigos, que aun siendo de mi edad conservan una vitalidad que envidio.

—Sí, soy incapaz de afrontar la semana que viene sin haber dormido mis diez horas cada día del fin de semana.

—Pues ya verás cuando tengas hijos —replican el resto de los amigos, *viejóvenes* como yo, que se arrastran de día penando por vivir de noche agraciados por sus vástagos.

—Haced el favor de cuidar vuestras horas de sueño, que yo seré muy dormilón, pero vosotros os estáis llenando de arrugas —los vacilo pensando en el artículo que escribió un muy buen amigo mío de la carrera.

Y es que cuando uno inicia su profesión como médico, además de atender la asistencia a sus pacientes, que ocupa la jornada laboral, se convierte casi por obligación en docente e investigador. Los contratos en los hospitales públicos, donde se realiza la formación médica especializada, son la cuna de estudiantes de Medicina —que rotan en cada uno de los servicios— y exigen iniciarse en la investigación. Para mí este punto es fundamental. Que un residente sepa investigar implica que sabe leer y entiende un artículo científico, lo que a la postre formará parte de las decisiones que tome en su día a día. Analizar un estudio y ser capaz de encontrar sus limitaciones debe ser un aspecto relevante en la formación.

Los más avezados (e interesados), no conformes con aprender el método científico, empiezan a construir su *curriculum vitae* realizando estudios de calado que incluso son capaces de publicar. Si bien es cierto que para eso hace falta que el servicio en el que te formas tenga unos mentores adecuados, el primer paso depende de uno mismo.

Desde que empecé mi formación, yo siempre quise investigar. Me encantaba la mezcla de ciencia y estadística.

Y, además, tenía el apoyo de los adjuntos que formaban mi servicio (algunos de ellos ahora muy amigos). Pero no fui el único de mi promoción. Mi brillante amigo Fernando Domínguez, cardiólogo, destacó pronto en este ámbito, que para mí tiene el mérito de realizarse siempre en horario extralaboral. Y aunque su experiencia investigadora es de alto nivel, lo que más me llamó la atención, como siempre me ocurre, fue un artículo que publicó en población sana y que tenía que ver con el buen dormir.

En el año 2019, un equipo formado por numerosos investigadores del Centro Nacional de Investigaciones Cardiovasculares Carlos III (CNIC) seleccionó a 3.974 personas que trabajaban en el Banco Santander (con una edad media de 45 años, es decir, *viejóvenes*) y sin antecedentes cardiovasculares relevantes. A todos ellos les colocaron un actígrafo (un reloj que mide la actividad vital) y acelerómetros (para medir la cantidad y calidad del sueño). El resultado del estudio fue muy llamativo: dormir menos de seis horas se asoció al desarrollo de placas de ateroma (placas de calcio en los diferentes vasos sanguíneos). Asimismo, independientemente del número de horas que los participantes durmieran, la mala calidad del sueño, es decir, los despertares frecuentes, se asociaron también a la temida ateroesclerosis, antesala de tener un evento cardiovascular.[33]

33. F. Domínguez *et al.*, «Association of Sleep Duration and Quality With

*Una mala higiene del sueño
se asocia a mayor riesgo
de ateroesclerosis
y de eventos cardiovasculares.*

Además de dañar nuestros vasos sanguíneos, dormir poco se ha relacionado con un aumento de la obesidad, de la diabetes mellitus, de la inflamación y de una desregulación de nuestras defensas, por lo que es fundamental tener una adecuada higiene del sueño para evitar daños orgánicos irreversibles.

¿Será cosa de los genes?

Si a alguien envidiaba en vida antes de leer el estudio que capitaneaba mi amigo Fer era a esas personas que apenas con cuatro horas de sueño funcionaban como yo con diez. Aunque siempre lo entendí como un placer, para alguien con cierto grado de hiperactividad como el mío, dormir me parecía, en cierto modo, una pérdida de tiempo.

Subclinical Atherosclerosis», en *Journal of the American College of Cardiology*, 22 de enero de 2019, 73(2), pp. 134-144.

Consejos para mejorar la calidad del sueño

1. Intenta cumplir los mismos horarios de sueño.
2. Evita cenas pesadas, y cena al menos dos horas antes de ir a dormir.
3. Evita las bebidas con cafeína desde la comida y suspende el consumo de alcohol.
4. Mantén las pantallas y los móviles fuera de la habitación.
5. Busca ambientes silenciosos y con poca luz.
6. Haz deporte, pero al menos tres horas antes de irte a dormir.
7. Evita siestas muy prolongadas.

—Patricia, ¿me has escrito un email a las 3.50 de la mañana? —le pregunté a la que fuera presidenta de la Sociedad Española de Nefrología durante el mandato 2020-2023, en el que tuve el privilegio de ser el secretario.

—Ya sabes que yo con cinco horas que duerma voy sobrada. Y ayer me fui a dormir a las once, así que echa cuentas.

—Alucino contigo, ¿y ni una siesta?

—¡En la vida! Mi padre era igual que yo, será algo de familia.

La verdad es que jamás pensé que los genes tuvieran algún papel en la calidad del sueño y en el insomnio, incluso en personas sin ninguna enfermedad. Pero, como tantas veces ocurre en la ciencia, el conocimiento popular estaba por delante de la demostración científica.

El 5 de mayo de 2025 se ha publicado un revolucionario artículo científico que tipifica una variante genética (denominada SIK3-N783Y) como la primera relacionada con la cantidad de horas de sueño que cada individuo necesita. Tras el descubrimiento, los autores realizaron un experimento con ratones a los que les realizaron de manera artificial dicha mutación, y lograron una reducción en el ciclo del sueño y sin impacto en sus funciones vitales. Más allá de entender los casos de Fidel Castro, el papa Francisco o Leonardo da Vinci, que no alcanzaban las seis horas de sueño, el descubrimiento de este tipo de mutaciones permite diseñar fármacos que actúen a ese nivel y así poder tratar a las personas que sufren trastornos del sueño.

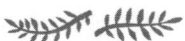

El récord Guinness de máximo tiempo sin dormir es de 11 días, pero a partir de las 72 horas es potencialmente mortal.

Y es que más allá de los hábitos, existen algunas enfermedades que limitan la conciliación del sueño. Sin querer hacer ningún tratado sobre medicina, hay dos en concreto que me parecen dignas de ser conocidas, de manera que evitemos tachar de dormilones o vagos a quienes las padecen.

- **Narcolepsia.** Es una enfermedad de causa desconocida que genera somnolencia diurna (incluso mientras se realizan actividades de la vida diaria), con pérdida repentina de fuerza. Durante los episodios de sueño, las personas con narcolepsia están secuestradas sin poder moverse ni hablar.
- **Insomnio familiar fatal.** Es una enfermedad hereditaria que progresivamente conduce a la imposibilidad para conciliar el sueño. Desde el inicio de los síntomas, la esperanza de vida es de unos dos años, puesto que esta compleja enfermedad se asocia a demencia, alucinaciones y alteraciones neurológicas.

Por desgracia, ninguna de estas enfermedades tiene cura, aunque hay algunos ensayos clínicos en marcha que pretenden dar luz a los pacientes que las padecen.

Trabaja mejor, vive más

—Desde que me he jubilado, no soy capaz de dormir más de seis horas al día. Me paso el día agotada deseando que llegue la noche, y luego nada, no recupero —me decía Isabel, una enfermera que se había pasado cuarenta años haciendo el turno de noche un día sí, otro no.

—Es que Isa, durante todos los años que has trabajado, dormías una noche cuando debías y otra te la pasabas en vela. ¿Tú sabes lo que eso supone?

—Y tanto que lo sé. De hecho, ahora esto ya no se permite. Desde hace unos años se han creado los turnos antiestrés, que básicamente consisten en repartir las noches entre todo el equipo y así evitar las alteraciones relacionadas con el ciclo sueño-vigilia.

El sueño no es solo reparador a nivel del cansancio, es una función biológica principal que nos permite consolidar lo aprendido, no perder memoria y relajar nuestros sistemas orgánicos para que no estén a pleno rendimiento siempre. La desincronización habitual de este sistema reparador, como ocurre con los turnos de noche, genera algunas alteraciones que darán la cara con el paso de los años. Estamos creados para vivir de día y dormir de noche, y nuestro sistema hormonal lo sabe y actúa en consecuencia.

Dentro de las hormonas que regulan la vigilia y el sueño, el cortisol es la más importante. Se secreta cuan-

CICLO DEL SUEÑO

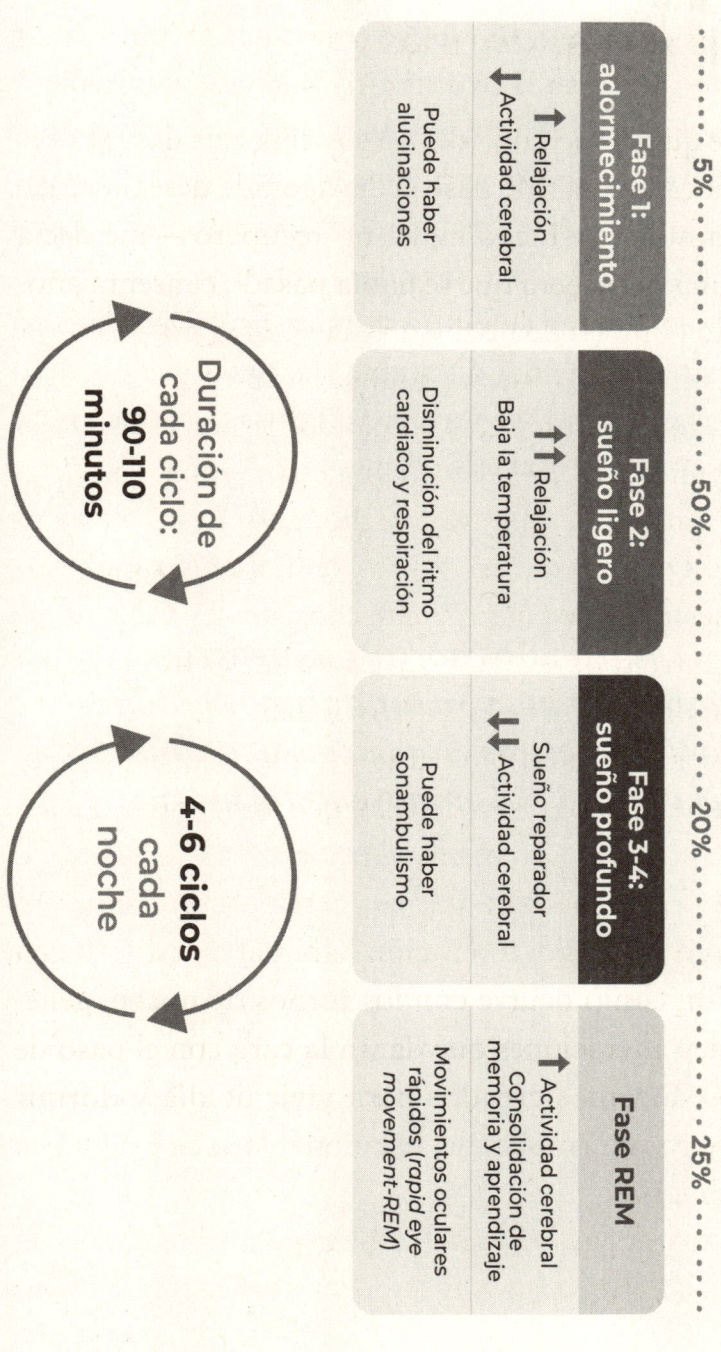

5%

Fase 1: adormecimiento

↑ Relajación
← Actividad cerebral

Puede haber alucinaciones

50%

Fase 2: sueño ligero

↑↑ Relajación
Baja la temperatura

Disminución del ritmo cardiaco y respiración

20%

Fase 3-4: sueño profundo

Sueño reparador
↓↓ Actividad cerebral

Puede haber sonambulismo

25%

Fase REM

↑ Actividad cerebral
Consolidación de memoria y aprendizaje

Movimientos oculares rápidos (rapid eye movement-REM)

Duración de cada ciclo: **90-110 minutos**

4-6 ciclos cada noche

213

do hay un estímulo luminoso y nos activa para estar despiertos y alerta. Los trabajos nocturnos impactan de lleno en esta regulación. Asimismo, la melatonina, hormona relacionada con el sueño, se altera en estos periodos en los que los trabajadores permanecen con los ojos abiertos. Y todas estas alteraciones generan que el cortisol se mantenga elevado durante prácticamente las veinticuatro horas del día y que sus funciones (beneficiosas en principio) se tornen peligrosas (exactamente como ocurre con el estrés crónico).

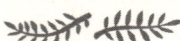

Los trabajos nocturnos generan cambios en nuestro organismo similares a los del estrés crónico aumentando el cortisol y disminuyendo el klotho.

RECUERDA

- Es fundamental tener una adecuada higiene del sueño para evitar daños orgánicos irreversibles.
- El sueño no es solo reparador a nivel del cansancio, es una función biológica principal que nos permite consolidar lo aprendido, no perder memoria y relajar nuestros sistemas orgánicos para que no estén a pleno rendimiento siempre.
- Los trabajos nocturnos generan cambios en nuestro organismo similares a los del estrés crónico aumentando el cortisol y disminuyendo el *klotho*.

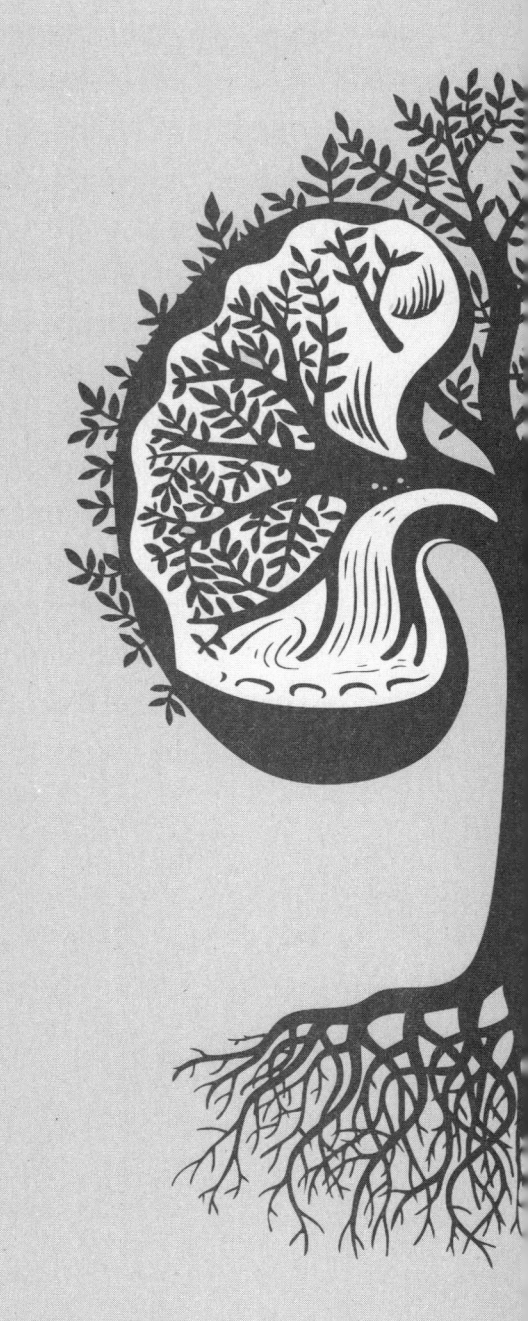

Dime dónde vives y te diré cuándo morirás

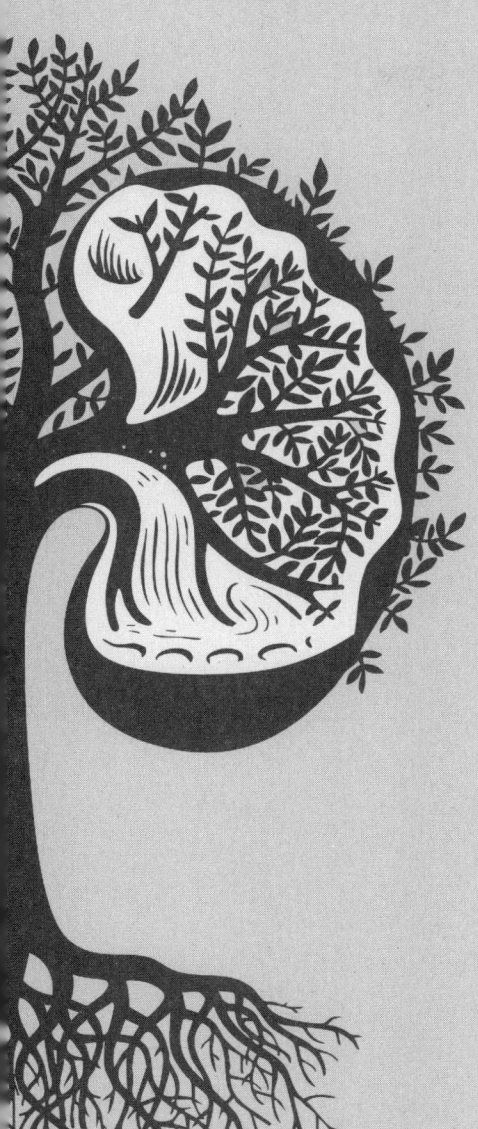

Vivir en zonas contaminadas te quita tres años de vida

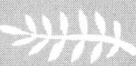

Aquí no hay playa

—¿Ya tienes plan de verano? —me preguntó uno de mis mejores amigos con cierta sorna en enero conociendo mis dotes anticipatorias (por no decir cagaprisas).

—Pues me gustaría ir a Islandia en julio —le respondí con una sonrisita que confirmaba sus sospechas.

—¡Qué dices! ¿Y la playa?

—¡Qué poco me conoces! Odio la playa, me pongo como un cangrejo incluso con sombrilla. Y encima el calor envejece, y yo, habiendo pasado los cuarenta…

—Nunca pensé que te preocupara la estética.

Y no, no me preocupaba en absoluto. Yo me refería a la grasa parda.

A diferencia de la grasa blanca, la grasa marrón o parda tiene un efecto beneficioso en nuestra supervivencia. Por desgracia, a medida que transcurre nuestra vida, la vamos perdiendo hasta ser prácticamente anecdótica en los adultos. Esto es, básicamente, porque se encarga de protegernos del frío, como un buen abrigo. Por ello, los animales que hibernan y las personas que se someten a temperaturas más bajas tienen mayor cantidad de grasa parda.

Transformar la grasa blanca (perjudicial) en parda (beneficiosa) es algo en lo que los científicos han estado trabajando durante muchos años, conocedores de los beneficios de la segunda. Mientras que la grasa blanca se acumula y es difícil deshacerse de ella generando alteraciones orgánicas como la resistencia a la insulina, la grasa parda es muy eficiente y fácil de quemar, hasta el punto de que se ha observado que ese cambio de un tipo de grasa por otro puede hacer desaparecer enfermedades metabólicas como la diabetes o el sobrepeso. Este hallazgo es de tal relevancia que, en el momento actual, se han demostrado las vías epigenéticas que explican la transformación de grasa blanca a marrón, lo que en los próximos años transformará la manera de entender la obesidad y sus consecuencias.[34]

34. A. Kowald *et al.*, «Healthy Aging in Times of Extreme Temperatures. Biomedical Approaches», en *Aging and Disease*, 1 de abril de 2024, 15(2), pp. 601-611.

Activadores de grasa parda

1. Exposición al frío (duchas frías, pasear en invierno con ropa ligera).
2. Ejercicio físico.
3. Descanso nocturno evitando luz de pantallas antes de dormir.
4. Alimentación con capsaicina (picante), resveratrol (frutos rojos) y cafeína.

Favorecer la regeneración de la grasa parda a través del frío (y otras medidas) nada tiene que ver con la criogenización que tan de moda puso Walt Disney. Se calcula que hay quinientas personas criogenizadas en el mundo con la intención de que el avance de la medicina las haga resucitar en un futuro. Pero la realidad dista mucho de los deseos milmillonarios de unos pocos. Por cierto, Walt Disney no fue uno de ellos, sino más bien un mito que rodeó al personaje; él fue incinerado en 1966.

Y es que, pese a que la congelación de determinadas células y tejidos ha demostrado mantener su viabilidad durante unos meses o años, la criopreservación o criogénesis es absolutamente inviable y, además, una ruina desde el punto de vista económico. Para empezar, porque, para someterse a semejante procedimiento, la primera condición es estar muerto; situación idéntica en la que nos encontraríamos al descongelarnos. La segunda, porque el descenso de la temperatura corporal hace que el agua interna se congele y ocupe más espacio (como en la cubitera de nuestra nevera), de modo que rompe estructuras celulares básicas.

Pese a todo esto, numerosas empresas siguen lucrándose ofreciendo la inmortalidad o, incluso, la resurrección.

Ponce de León encontró la fuente de la eterna juventud

El colonizador vallisoletano Juan Ponce de León fue el primer español en pisar las tierras norteamericanas. El domingo de Resurrección de abril de 1513 bautizó Tierra de la Pascua Florida lo que hoy conocemos como estado de Florida haciendo alusión a la frondosidad de su paisaje. Pero no conforme con eso, descubrió la Corriente del Golfo en sus ansias conquistadoras por el continente americano.

Esta corriente, que impulsa con fuerza las mareas y los vientos desde el océano Atlántico hasta el continente europeo, supone una mejora de los transportes por agua y aire pero, sobre todo, desplaza calor hacia el norte del planeta. En los últimos años, la Corriente del Golfo se ha ralentizado y, debido al deshielo de las zonas glaciares, se prevé que lo siga haciendo. El agua dulce de los polos choca y ralentiza las corrientes de agua salada, lo que frena el transporte. Las consecuencias son difíciles de predecir, aunque se estima que generen zonas de frío extremo por el cese de las corrientes cálidas. Esto probablemente modificaría la composición de los ecosistemas de todo el mundo debido al cambio de temperatura y de humedad. De no existir esta corriente, regiones de Europa con la misma latitud que, por ejemplo, Canadá tendrían un clima extremo invernal semejante, situación que ahora no acontece.

En sus anhelantes viajes conquistadores, Ponce de León tuvo dificultades para alcanzar algunas regiones del Caribe, debido a que sus habitantes peleaban con una fuerza y juventud sobrenaturales. Esta situación obró en el imaginario de su tripulación el mito de que aquellos guerreros eran poseedores de la fuente de la eterna juventud; así pues, tras una larga vida, en su ancianidad (para la época) el español quiso retornar en busca de aquella misteriosa sustancia. Lejos de tener éxito, cuando sobrepasaba los sesenta años, nada más desembarcar en la bahía de Tampa fue herido de muerte sin encontrar el supuesto tesoro que lo había llevado de nuevo a tierras norteamericanas.

A pesar de que la historia no ha permitido dilucidar la existencia de tal fuente de la eterna juventud, en el balneario de Warm Mineral Springs reza una inscripción haciendo referencia a lo que en vano buscó Ponce de León quinientos años atrás.

Si tuviera que apostar por regiones del mundo que, por algunas características inherentes, se asocien a una mayor longevidad, estas serían las que se encuentran a mayor altitud. Esto que voy a contar es una hipótesis basada en estudios observacionales, pero que no deja de tener un fundamento científico. Y ya de paso explica por qué Ponce de León debió subir al Everest y no buscar la costa si lo que pretendía era no envejecer. Esto último es una exageración, puesto que sabemos la exposición a altitudes extremas es perjudicial para el organismo.

El envejecimiento tiene mucho que ver, como ya sabemos, con la inflamación y el estrés oxidativo, que convierten a nuestras células en senescentes. Estas células zombis, que no se dividen ni tampoco desaparecen, generan un daño orgánico allá donde se acumulen. Y ambas circunstancias se relacionan con algunas enfermedades en las que el oxígeno tiene mucho que ver.

Cuando ascendemos, lo primero que ocurre es que baja la concentración de oxígeno en el aire (hipoxia). En situaciones extremas, esto conduce a eventos conocidos por todos, como el mal de altura y el edema cerebral. El mecanismo es sencillo: como llega poco oxígeno al cerebro, los vasos se dilatan para intentar compensar este déficit; el problema es que se hacen grandes en una cavidad que no es flexible, el cráneo, lo que conduce a los síntomas tan desagradables de ambas enfermedades. Aunque se recomienda mascar hoja de coca, el tratamiento más efectivo son los corticoides, grandes antiinflamatorios (no exentos de riesgos, por cierto). Sin embargo, cuando la hipoxia es relativa, se activan mecanismos compensadores del organismo que sí tienen beneficios.[35]

El primero de todos es muy fácil de entender: como hay poco oxígeno y este se transporta por los glóbulos rojos, necesitamos sintetizar más. El estímulo proviene del riñón, que sintetiza eritropoyetina (la famosa EPO) y que activa en la médula ósea la síntesis de los transportadores de oxígeno: los glóbulos rojos. Al tener más glóbulos rojos, transportamos de nuevo más oxígeno.

Esta adaptación es muy propia de los deportistas en pretemporada, que eligen zonas altas para su preparación, ya que, al volver a su altitud, tendrán una mayor cantidad de glóbulos rojos y por tanto más oxígeno disponible para sus músculos.

Sin querer profundizar de más en este tema, ahora sabemos que en esta situación se activan unos genes denominados *factores inducidos por hipoxia* (HIF, por

---

35. A. Raberin *et al.*, «Hypoxia and the Aging Cardiovascular System», en *Aging and Disease*, 1 de diciembre de 2023, 14(6), pp. 2051-2070.

su sigla en inglés) que tienen por función precisamente promover la síntesis de EPO. Sin embargo, cuando estos genes se activan, promueven otras acciones, como por ejemplo el desarrollo de nuevos vasos sanguíneos (angiogénesis) y la regeneración celular. A medida que envejecemos, disminuye el HIF, lo que hace pensar en un efecto rejuvenecedor de este factor. De hecho, la limitación del aporte de oxígeno permite que nuestras mitocondrias (los almacenes de energía) tengan periodos de descanso, lo que evita las peligrosas reacciones de estrés oxidativo.

Lo realmente llamativo es que los resultados clínicos parecen estar en relación con periodos puntuales de hipoxia y no con la exposición crónica. Algunos estudios han demostrado que la hipoxia controlada e intermitente puede ser utilizada como tratamiento en determinadas circunstancias, puesto que los cambios que se producen durante la fase de descenso de presión parcial de oxígeno contribuyen a una adaptación posterior. Así, se ha demostrado un efecto protector de los vasos sanguíneos (reduciendo la presión arterial y el riesgo de arterioesclerosis), una mejor respuesta al ejercicio físico y un mejor patrón respiratorio.

Algunos trabajos postulan que el beneficio del ejercicio físico sobre la composición corporal es mayor si se realiza en altitudes moderadas, ya que regula las hormonas del apetito y aumenta la tasa metabólica en reposo. ¡Incluso en mineros, que trabajan a bajas presiones de oxígeno, se ha demostrado un aumento de la melatonina que mejora el descanso nocturno!

Esto me recuerda un poco al momento en el que descubrí el ayuno intermitente. ¿Cuál será el beneficio de someterse a hipoxia controlada y a ayuno a la vez?

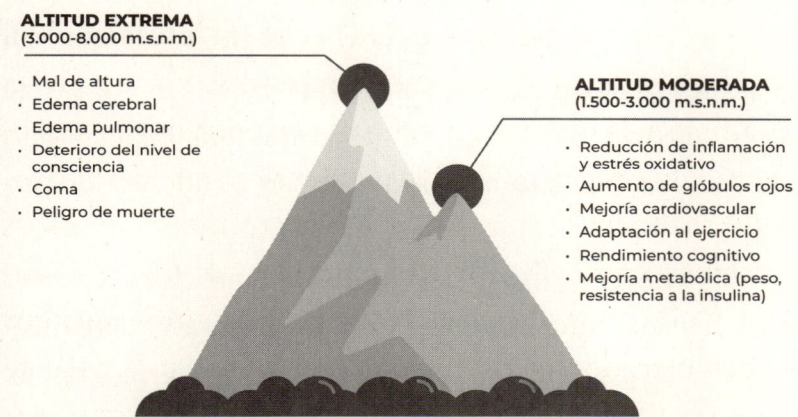

ALTITUD EXTREMA
(3.000-8.000 m.s.n.m.)

· Mal de altura
· Edema cerebral
· Edema pulmonar
· Deterioro del nivel de consciencia
· Coma
· Peligro de muerte

ALTITUD MODERADA
(1.500-3.000 m.s.n.m.)

· Reducción de inflamación y estrés oxidativo
· Aumento de glóbulos rojos
· Mejoría cardiovascular
· Adaptación al ejercicio
· Rendimiento cognitivo
· Mejoría metabólica (peso, resistencia a la insulina)

Como la hipoxia intermitente o controlada es una terapia en desarrollo, aún no sabemos las pautas idóneas para realizarla. Algunos centros especializados proponen la realización de varias sesiones por semana durante unos meses, pero creo que la ciencia debe aún demostrar cómo programar este posible tratamiento.

En cualquier caso, lo más sencillo para conseguir de forma saludable y sin peligro estos beneficios es hacer una excursión a la montaña más cercana con cierta asiduidad, ya que combinaremos la hipoxia moderada con el ejercicio físico, ¿quién da más?

Es hora de volver al pueblo

En el año 2016 hice uno de los viajes que tenía pendiente en mi vida, China. No tengo duda de que, dentro de los hábitos que consumieron mi vida de manera precoz, la elección de los destinos turísticos tuvo, en cierto modo, algo que ver. El gigante asiático es el líder mundial en emisiones contaminantes y aterrizar en Pekín convierte en obligatorio para algunas personas con reactividad bronquial ponerse una mascarilla. Sin pandemia de por medio.

No me arrepiento de haber ido, descubrir la realidad de aquel país, intentar conectar con la gente y acostumbrarme a su comida fue un reto que no volvería a hacer. Pero ¿acaso las experiencias no son precisamente para eso? Nuestro cerebro aprende con más facilidad lo que rechaza que lo que disfruta. Un poco como en el amor, ¿no?

Las relaciones pasadas te enseñan lo que jamás volverías a permitir y dejan un poso agridulce sobre los momentos buenos, que, por desgracia, quedan eclipsados. Eso sí, cuanta más experiencia adquieres, más consciente tomas tus decisiones.

Y aunque no quiero salirme del tema, voy a aprovechar para comentar algunas curiosidades científicas que, si hubiera conocido antes, quizá hubieran hecho que me recluyera en un monasterio de clausura.

El enamoramiento se asocia a una liberación de neurotransmisores euforizantes, como la oxitocina, la dopamina y la serotonina. Estas moléculas hacen que sintamos placer, que sea adictivo y que incluso nos aparte de hacer cosas relevantes debido a su capacidad para obnubilarnos. Y, nos guste o no, todos hemos buscado el amor a lo largo de nuestras vidas. Y cuando lo hacemos, jamás pensamos en el después. En el punto crítico en el que una relación se rompe. En la abstinencia del amor.

Cuando Cupido nos abandona, pasamos por algunas fases que comienzan por un dolor físico (se activan las áreas cerebrales propias, como la corteza somatosensorial secundaria y la ínsula posterior) y, por supuesto, con síntomas como pérdida de apetito o de sueño, e incluso tenemos menos rendimiento laboral. Pero, sin duda, lo más frustrante es la obsesión que se desata tras la pérdida de contacto con el ser amado y que tiene su origen en una región del cerebro denominada *núcleo accumbens*. Romper una relación es someternos a una abstinencia física sumado a una depresión. Como dejar de beber alcohol o de esnifar cocaína. Eso sí, para olvidar un desamor no sirve cogerse una borrachera, esta solo aplaza y amplifica el sufrimiento. El cese abrupto de oxitocina puede producir alteraciones cardiacas, lo que confirma a Joaquín Sabina cuando cantaba que el amor, o en realidad el desamor, cuando no muere, mata.

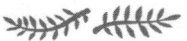

Superar una relación amorosa desde el punto de vista científico puede requerir hasta ocho años.

Y aunque la presidenta de la Comunidad de Madrid, Isabel Díaz Ayuso, pase a la historia por sus frases célebres como que Madrid es la mejor ciudad del mundo porque es imposible encontrarte a tu ex, vivir en ciudades probablemente sí haga que tu esperanza de vida se acorte por otros motivos.

La primera razón es la que enunciaba al principio del capítulo: la contaminación. Pese a que hay corrientes negacionistas que intentan eludir las consecuencias de contaminantes derivados de la combustión, hoy sabemos con altísimo grado de evidencia que el dióxido de nitrógeno, el dióxido de azufre, el monóxido de carbono y el ozono y las partículas finas que los acompañan dañan irreversiblemente estructuras orgánicas hasta el punto de producir siete millones de muertes anuales. PREVENIBLES.

Las ciudades con elevada contaminación ambiental tienen una mayor incidencia de enfermedades respiratorias (asma, enfermedad pulmonar obstructiva crónica, bronquitis), cardiovasculares, cáncer, alteraciones inmunológicas y problemas de fertilidad. Y, aun así, nos empeñamos en seguir viviendo en las grandes urbes. Sí, yo también. ¿Por qué? Supongo que la justificación de disponer de manera inmediata de oferta cultural y de ocio o de cualquier servicio veinticuatro horas balancea la decisión de aceptar los efectos perjudiciales en nuestra salud.

La última vez que entré en una tienda fue para comprar un regalo a la bebé de unos amigos que acababan de ser padres.

—No quería interrumpirte —le dije nada más entrar a la dependienta cuando reparé en que comía una ensalada en un túper.

—Uy, hijo, de molestar nada, si yo estoy aquí de diez de la mañana a ocho de la tarde, no cierro para nada.

—¿Y eso? —le pregunté pensando en la necesidad de un horario tan extenso para una tienda de ropa de niño.

—Sencillo, en el barrio hay cinco tiendas como esta. Si cierro, pierdo clientes. Y yo vivo de esto —me dijo sonriendo—. Y así llevo quince años. Descanso sábado por la tarde y domingo.

—Esto solo ocurre en las ciudades grandes. Cuando yo era niño, los domingos no abría nada. Y luego, las grandes superficies pasaron a abrir un domingo al mes y finalmente todos los días.

—Y así se comieron al pequeño comercio. Pero ¡esto es Madrid, qué quieres!

La paradoja es que la supuesta ventaja de vivir en la capital o en ciudades de similares características tiene un efecto contraproducente en nuestra salud.

El código postal en las grandes ciudades es uno de los factores más asociados a mortalidad. El nivel socioeconómico de las zonas deprimidas garantiza un riesgo para nuestra salud. Empezando por lo mental, las personas con bajos recursos tienen más estrés y mayores tasas de depresión, viven angustiadas sin saber cómo van a pagar sus recibos. Se alimentan peor, la comida basura es a menudo más barata, y eso condiciona problemas como la desnutrición, pero también la obesidad (incluyendo a los niños). Además, el acceso a la sanidad es más difícil, puesto que las áreas de salud están más congestionadas y, por tanto, sufren listas de espera más largas, lo que contribuye a un infradiagnóstico y a un aumento de la progresión de determinadas enfermedades. Por no hablar de la dificultad para la compra de fármacos.

Y, aun así, la población de las grandes ciudades sigue creciendo en detrimento de áreas más rurales. Y eso que ahora se puede teletrabajar.

Comparativa entre ciudades españolas		
Ciudad	Madrid	Vitoria - Gasteiz
Población	3.277.000	252.953
Precio de la vivienda media	Compra: 6.688 €/m² Alquiler: 20 €/m²	Compra: 3.043 €/m² Alquiler: 12 €/m²
Contaminación media (PM2,5)	19 µg/m³	6 µg/m³
Mortalidad atribuible a contaminación	2.500 muertes prematuras	168 muertes prematuras
Salario medio	2.367 euros mensuales	2.453 euros mensuales

Evitar los plásticos no es una medida medioambiental

En mi época como médico en Guadalajara —adonde iba cada día en coche desde Madrid y de la que guardo, a pesar de eso, un recuerdo muy positivo—, empecé a colaborar con la Universidad de Alcalá. Uno de los primeros trabajos de investigación que hice fue sobre la acumulación de plásticos en nuestro organismo, concretamente del bisfenol A.

Este componente le otorga las características fisicoquímicas tan propias de este material (dureza, durabilidad, resistencia...) y forma parte de botellas, juguetes

233

o incluso gafas. Pese a su teórica utilidad, por desgracia sabemos que cuando alcanza ciertas concentraciones en el organismo puede actuar como una hormona, alterando algunos sistemas endocrinos, como la acción de los estrógenos.

Esta capacidad para funcionar como disruptor endocrino se ha asociado a numerosas enfermedades (cardiovasculares, tumores, etcétera). De hecho, hace años se prohibió el uso de este compuesto en todos los materiales que entren en contacto con niños, y desde enero de 2025 se ha extendido la limitación de su uso, de modo que no puede ser usado en los envases que contengan alimentos.

En nuestro caso, el trabajo que publicamos allá por el año 2019 demostraba que los materiales que formaban parte de la máquina de hemodiálisis tenían bisfenol y que este se acumulaba. Esto condujo a la fabricación de compuestos libres de bisfenol, consiguiendo así que nuestros pacientes no tuvieran contacto con estos plásticos.

En el mundo hay 6.000 millones
de toneladas de plásticos.

Sin embargo, el problema de los plásticos va mucho más allá, ya que el bisfenol no es su único componente. Imagínate que aterrizas en un paraíso natural como es Maldivas y, mientras vuelas a tu resort entre aguas transparentes, observas una isla de plástico (y otras inmundas basuras) desde el hidroavión. Toda esa acumulación marina va directa a la fauna que de una u otra manera acabará en nuestros estómagos, y no se quedará ahí. Esta realidad, que permanece invisible para la mayor parte de la humanidad, es un problema de salud pública (y también, claro, medioambiental).

La prestigiosa revista *Nature* publicó a principios de 2025 un descubrimiento estremecedor.[36] No era ningún secreto que el contacto con plástico en nuestro día a día hace que este se acumule en el hígado, el riñón y el intestino; sin embargo, ahora sabemos que también el cerebro es un almacén no desdeñable de este material universalmente extendido.

Y esto es muy llamativo, puesto que precisamente este órgano está dotado de una barrera (denominada *hematoencefálica*) que limita cualquier sustancia que pudiera dañarlo. Aun así, en nuestro cerebro podemos encontrar entre 7 y 30 gramos de plástico.

Aunque las consecuencias no están del todo aclaradas,

---

36. A. J. Nihart *et al.*, «Bioaccumulation of microplastics in decedent human brains», en *Nature Medicine*, abril de 2025, 31(4), pp. 1114-1119.

los mismos investigadores demostraron también que los pacientes con demencia tienen más concentración de estos plásticos, por lo que la hipótesis está servida: ¿ingerir plásticos de manera inadvertida nos provoca demencia?

El peligro no acaba ahí, las consecuencias de la ingesta de plásticos nos pueden llevar a desarrollar otras enfermedades. Un ejemplo es un estudio muy demostrativo cuyos resultados aceleraron la propuesta de reducción de plásticos a nivel mundial. En él investigaron cómo se acumulaba el plástico en las arterias carótidas de pacientes. Más de la mitad tenían plásticos en la pared de sus vasos sanguíneos; lo más preocupante fue que los investigadores demostraron que su presencia se asociaba a un riesgo del 450 por ciento de presentar un evento cardiovascular en los siguientes años.[37]

Y si queremos llegar al fondo de la cuestión, debemos poner el foco en las personas que se han pasado la vida expuestas a elevadas concentraciones de plásticos, como son los trabajadores de determinadas profesiones. En ellos, la incidencia de enfermedades como el cáncer es más elevada, lo que nos sugiere que las pequeñas exposiciones del día a día pudieran tener efectos similares y peligrosos para nuestra salud.

37. R. Marfella *et al.*, «Microplastics and Nanoplastics in Atheromas and Cardiovascular Events», en *The New England Journal of Medicine*, 7 de marzo de 2024, 390(10), pp. 900-910.

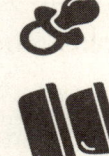

ACUMULACIÓN DE MICRO Y NANOPLÁSTICOS

Daño potencial

- Demencia
- Evento cardiovascular
- Alteración de la microbiota
- Inflamación y estrés oxidativo
- Alteración de la inmunidad

Medidas

- Usar bolsas reutilizables de tela
- Evitar los cubiertos y vasos de plástico
- Almacenar la comida en túperes de cristal
- Evitar los envases de plástico
- Leer las etiquetas de los cosméticos

Evitar polietileno, polipropileno, cloruro de polivinilo, polietileno glycol, polimetacrilato de metilo, tereftalato de polietileno y/o nailon.

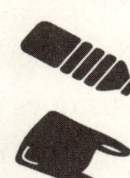

Y el problema no acaba ahí: estos microplásticos pueden atravesar la placenta y alcanzar al bebé en gestación; así pues, quizá el embarazo es un buen momento para reducir de manera tajante la exposición a esas sustancias, aunque solo sea porque desconocemos los efectos reales sobre el feto.

La clave sería reducir al máximo la exposición humana. Poner medidas no parece demasiado complicado, es una cuestión de hábitos. Evitar comprar fruta empaquetada, usar bolsas de tela en el supermercado o no almacenar y cocinar los alimentos en túperes son algunas medidas sencillas del día a día. ¿Quizá también evitar las cápsulas de café? Aún queda mucho por dilucidar en el binomio salud-plásticos, pero es bastante sencillo evitar acumular en nuestros órganos estas sustancias, a fin de preservar nuestra salud, ya que no tengo dudas de que en el futuro se demostrarán sus efectos nocivos.

UN FINAL NO TAN FELIZ: ¿ES POSIBLE EL *BIOHACKING*?

La sociedad ha convertido su existencia en una obsesión por no envejecer intentando hackear su propia biología. Parar el reloj biológico, dejando que el cronológico avance hasta el infinito, es una huida para evitar entender la trascendencia del ser humano. No existe ninguna persona sobre la faz de la tierra que tenga ahora mismo más de 120 años, y aunque la esperanza de vida de los humanos crezca cada año, ha comenzado a estancarse. Es obvio que el avance científico exponencial ha conseguido estirar nuestra existencia, pero la organicidad en la que se basa nuestro cuerpo tiene un límite que, hoy ya lo sabemos, no se podrá sobrepasar: 150 años.

Todos los aspectos saludables que he ido desgranando tienen su origen en la pura evidencia científica y gozan de un objetivo común: ralentizar la senescencia. Sin embargo, limitar el envejecimiento celular choca con los procesos de reparación tisular ante eventos inesperados del día a día. Nuestro cuerpo pierde resiliencia a medida que nos acercamos a la ancianidad, lo que dificulta la recuperación tras un daño imprevisto. Y vivir es en sí mismo una aventura sin garantías, en la que desconocemos qué ocurrirá mañana. Pero es precisamente ahí donde surge el quid de la cuestión:

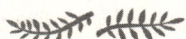

El reto no es dejar de envejecer,
es hacerlo preservando nuestros órganos
de la mejor manera posible.

A lo largo de mi carrera, mis compañeros de cuidados paliativos me han enseñado mucho. Los médicos estamos **acostumbrados a enfrentarnos a la vida, pero entendemos la muerte como un fracaso.** Nos cuesta aceptar que un paciente se vaya y nos obstinamos en mantener con vida a personas que en su sano juicio jamás aceptarían verse en ese estado. Y eso fue justo lo que a mí me ocurrió cuando mi corazón dejó de latir y mis neuronas cesaron en su sinapsis de manera irreversible.

Durante cuarenta años, me había dedicado a descuidar mi salud, manteniendo hábitos de vida poco saludables, durmiendo poco y con un estrés sobreimpuesto. Me empeñé en vivir en el centro de Madrid y cogía el ascensor para evitar subir tres pisos hasta mi consulta, donde me pasaba el día sentado y comía lo que podía y cuando podía.

El día que dejé este mundo tenía, oficialmente, cuarenta años, pero mi reloj biológico marcaba ochenta. Me costaba moverme, me dolían las articulaciones, me faltaba el aire al caminar y me costaba retener información o comprender órdenes sencillas. Sentía que estaba llegando mi momento, así que decidí escribir una novela sobre el proceso de morir consciente, y asumiendo mi trascendencia dejé para después este libro, a modo de memorias. Tenía pánico a la muerte, que notaba demasiado cerca, y pensé en quién podría ayudarme.

Con Clara, una paliativista muy cercana, atravesé las fases del duelo, pero seguía sin querer dejar el mundo. Sentía que todo lo que me pasaba era reversible, que habría una salida. Mi cuerpo decía lo contrario, cualquier actividad de la vida diaria era un horror; tardaba una hora en llegar desde la cama al baño, dos horas en asearme, y salir a la calle ya era imposible desde hacía meses.

«La vas a palmar con menos de cuarenta años», me martirizaba pensando.

Busqué avances que pudiera aplicarme y me topé con los senoterapéuticos, estrategias que tienen por objeto mitigar el efecto nocivo de las células senescentes (esos zombis pasivo-agresivos que nos envejecen lentamente).[38]

Los senoterapéuticos son, en su mayoría, fármacos en desarrollo que destruyen las células senescentes (senolíticos) o las sustancias que estas segregan (senomórficos). Me devané los sesos buscando quién pudiera suministrarme todas esas sustancias mágicas para devolverme lo que yo mismo me había quitado, e intenté aplicar todas las medidas que jamás había pensado que tuvieran tanto impacto en mi bienestar. ¡Incluso indagué sobre ensayos clínicos en los que se administrara *klotho*!

Pero ya era tarde.

El tiempo se había agotado.

Así que tomé la decisión más acertada de los últimos años: me rendí. Cogí el teléfono y le pedí a Clara que viniera a verme. Media hora después, sentada en el borde de mi cama, pronunció unas palabras mágicas:

—Borja, si tu yo de hace veinte años te viera así ahora, ¿qué crees que habría opinado?

Y ahí entendí todo. No es una cuestión de perpetuar una existencia a cualquier precio, sino de alcanzar lo que el destino tiene preparado para ti en las mejores

---

38. C. R. Balistreri, R. Madonna y P. Ferdinandy, «Is it the time of senotherapeutics application in cardiovascular pathological conditions related to ageing?», en *Current Research in Pharmacology and Drug Discovery*, 13 de mayo de 2021, 2, 100027.

condiciones y, para eso, **la clave es la prevención.** Dejar de luchar contra la enfermedad para dedicar nuestros esfuerzos a eliminar los factores que nos quitan salud y bienestar. Con veinte, cuarenta u ochenta años.

Ese es el verdadero reto. El objetivo al que la humanidad tiene que encaminar su determinación es a enseñar a preservar las funciones vitales de los órganos, de manera que, cuando cada uno alcance su muerte biológica, esta sea natural y no porque el ser humano se haya encargado de destruirse poco a poco por dentro.

Primero, evitar.

Y como última opción, tratar.

1.

Realiza 150 minutos de ejercicio cardiovascular
y otros 90 minutos de fuerza cada semana.

2.

Evita el sobrepeso.

3.

Ve andando al trabajo, sube escaleras,
carga con las bolsas de la compra para optimizar tu NEAT.

4.

Toma entre 3 y 5 tazas de café (natural y con cafeína) al día.

5.

Basa tu alimentación en la dieta mediterránea:
olvida los ultraprocesados.

6.

Duerme, como mínimo, 7 horas al día.

7.

Practica el ayuno intermitente al menos dos días
a la semana, dos semanas al mes.

8.

Vive en regiones frías y con baja contaminación.

9.

Elimina el alcohol.

10.

Huye del estrés y pasa la mayor parte del tiempo de pie.

AGRADECIMIENTOS

Es la tercera vez que escribo un apartado de agradecimientos, jamás lo imaginé. Siempre que me siento delante del teclado necesito cierta inspiración. Hay días que soy incapaz de escribir una maldita frase y me frustro. No me salen las palabras, me repito en las reflexiones, me quedan textos en exceso sencillos. Vamos, el fenómeno de la hoja en blanco (más bien de la mente en blanco) que toda persona que escribe un libro, no por ello escritor, o sí, no sé, ha sufrido. Sin embargo, enfrentarme a esta sección es muy sencillo; no hace falta clarividencia para saber cómo he llegado a poder enfrentarme al regalo que es escribir los agradecimientos.

En primer lugar, gracias a mis padres, sin su empeño porque me esforzara para ser cada día mejor hubiera sido imposible llegar hasta aquí. Redactar esta última página es solo el colofón de un trabajo de muchos años de formación, por qué no reconocerlo, de constancia y de, a veces, un poco de sufrimiento. En esos momentos, solo las personas más cercanas entienden tus necesidades y te apoyan incondicionalmente. Gracias a Patri por ser ese pilar con quien celebro todo lo bueno que me pasa, que por suerte es mucho, y que me da la calma para enfrentarme a lo que me impacienta. Evidentemente, estos dos agradecimientos son merecedores de la dedicatoria de la primera página, pero no me quiero repetir y estoy seguro de que ambos entienden el protagonismo de Martín y Carlota, mis *sobris,* en este libro.

En el plano más literario, quiero agradecer a Francisco, a Mauricio y a Rosamerón todo lo que han hecho por mí. Gracias por sacar lo mejor de mí y por ser tan comprensivos. Sois conscientes del cariño que os tengo; sin vosotros no habría llegado nunca hasta aquí, donde quiera que esté ahora.

Y para acabar, gracias a Sara y a Penguin Random House por su confianza. Si nunca se me pasó por la cabeza ser capaz de publicar un libro, mucho menos imaginé hacerlo de la mano de una editorial de semejante calibre.

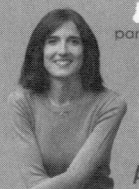

Mireia Velasco

LA INFLAMACIÓN
NO ES
LA CUESTIÓN

Estrategias reales
para alcanzar el **bienestar**
y la **salud digestiva**
sin miedos ni mitos

Incluye menús, recetas
y fórmulas naturales

Por la autora de
ACABA CON EL SIBO

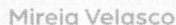

**VIVIR A MEDIO GAS EL RESTO DE TU VIDA
NO ES UNA OPCIÓN.**
**No te conformes con las recetas mágicas que muchos
prometen y soluciona el problema desde la raíz.**

Falta de energía, migrañas, dolores articulares, patologías intestinales, niebla mental. Se han dicho muchas cosas sobre la inflamación crónica, uno de los problemas de salud más comunes y base de muchas otras enfermedades, pero ¿sabemos realmente a qué se debe? ¿Cuál es el origen de la inflamación? ¿Es tan mala como la pintan? ¿Y cómo nos desinflamamos? ¿Es tan simple como cambiar de dieta?

¿Y no será que, una vez más, nos estamos confundiendo de «enemigo»?

**ABRAZA TU SALUD Y RECONCÍLIATE POR FIN
CON TU CUERPO.**

Después de *Acaba con el SIBO*, la dietista y naturópata Mireia Velasco acude al origen del problema y nos da las respuestas reales que necesitamos para vivir en paz, sin obsesionarnos, disfrutando y, sobre todo: con salud. Con este libro, que incluye además recetas y menús realistas y que facilitarán tu día a día, aprenderás a detectar lo que realmente te hace la vida más incómoda y ponerle solución con herramientas sencillas y sostenibles para empezar a sentirte bien de verdad.

HIPER**DESCONEXIÓN**

Reconquista tu atención
Recupera tu memoria
Reconecta con tu vida

MARTA ROMO

Roca editorial •

¿SIENTES QUE NO TIENES TIEMPO DE NADA?
Mira en tu móvil cuánto dedicas al día
a redes sociales y otras aplicaciones.
EXACTO: AHÍ TIENES TU TIEMPO.

¿Vives en constante movimiento, sin tiempo de parar por miedo a que todo se desmorone? Al final de día, ¿recurres a un entretenimiento vacío que no te obligue a pensar? ¿Te sientes culpable después por haber perdido el tiempo? ¿Te parece imposible desprenderte del cansancio?

HAZ UNA PAUSA.
MIRA HACIA DENTRO.
RECONECTA CONTIGO.

Marta Romo sabe bien lo que la sobreexposición digital y la hiperproductividad están provocando en el funcionamiento de nuestro cerebro: nos despedimos de nuestra atención, de nuestra memoria y hasta de nuestra conexión emocional. Este libro recoge todos los pasos prácticos necesarios para reconectar con lo esencial: la atención plena, el descanso real, las relaciones profundas y el propósito personal de cada uno.

La guía que necesitas para navegar hacia
tu bienestar en este mundo sobrecargado.

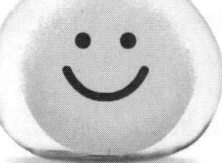

Dr. Javier Quintero

21 días para crear el hábito de ser feliz

¿Cómo estás?

Roca editorial •

LEER UN CAPÍTULO AL DÍA
PUEDE SER TODO LO QUE NECESITES
PARA INICIAR EL CAMINO HACIA SENTIRTE
MEJOR QUE NUNCA

«¿Cómo estás?» no es solo una pregunta cotidiana, es una invitación a un viaje de transformación. Son las dos palabras más habituales al iniciar una conversación y aún no tenemos claro cómo responder. ¿Y si pruebas a preguntártelo de otra forma?:

• ¿Qué emociones priman en tu ánimo hoy?
• ¿Tienes claras tus prioridades para el futuro cercano?
• ¿Te has planteado que el estrés puede ser positivo?
• ¿Qué esperas del día de mañana?
• ¿Y si pruebas a salirte de los límites que creías inamovibles?

El doctor Javier Quintero te reta a convertirte en el protagonista de tus emociones. No respondas rápido, tómate un minuto o dos, piensa bien cómo te sientes, cómo te hablas y, sobre todo, cómo te cuidas. Veintiún días bastan para crear un hábito, y con el método que proporciona este libro, el bienestar emocional llegará a convertirse para ti en algo tan natural como respirar.

PRESTAR ATENCIÓN A CÓMO ESTÁS
MERECE LA PENA